NASA航天员中心健康保障能力

Health Care Capacity of NASA Astronaut Center

[美] 杰弗里·卡恩（Jeffrey Kahn）

[美] 凯瑟琳·T. 利弗曼（Catharyn T. Liverman）　编

[美] 玛格丽特 A.麦考伊（Margaret A. McCoy）

高　峰　陈　欣　吴大蔚　编译

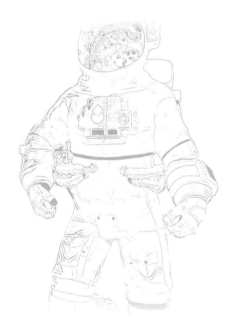

北京理工大学出版社

BEIJING INSTITUTE OF TECHNOLOGY PRESS

图书在版编目（Ｃ Ｉ Ｐ）数据

NASA 航天员中心健康保障能力 /（美）杰弗里·卡恩，
（美）凯瑟琳·T. 利弗曼，（美）玛格丽特·A. 麦考伊编；
高峰，陈欣，吴大蔚编译. --北京：北京理工大学出版
社，2021.7
　书名原文: Health Standards for Long Duration
and Exploration Spaceflight: Ethics Principles,
Responsibilities, and Decision Framework
　ISBN 978-7-5763-0130-4

　Ⅰ．①N… Ⅱ．①杰… ②凯… ③玛… ④高… ⑤陈…
⑥吴… Ⅲ．①航空航天医学－介绍－美国 Ⅳ．①R85

　中国版本图书馆 CIP 数据核字（2021）第 156711 号

北京市版权局著作权合同登记号　图字：01-2021-3278
This is a translation of Health Standards for Long Duration and Exploration Spaceflight:
Ethics Principles, Responsibilities, and Decision Framework, Institute of Medicine;
Board on Health Sciences Policy; Committee on Ethics Principles and Guidelines for
Health Standards for Long Duration and Exploration Spaceflights; Jeffrey Kahn,
Catharyn T. Liverman, and Margaret A. McCoy, Editors 2014 National Academy of
Sciences. First published in English by National Academies Press. All rights reserved.

出版发行 / 北京理工大学出版社有限责任公司
社　　址 / 北京市海淀区中关村南大街 5 号
邮　　编 / 100081
电　　话 /（010）68914775（总编室）
　　　　　（010）82562903（教材售后服务热线）
　　　　　（010）68944723（其他图书服务热线）
网　　址 / http://www.bitpress.com.cn
经　　销 / 全国各地新华书店
印　　刷 / 三河市华骏印务包装有限公司
开　　本 / 710 毫米×1000 毫米　1/16
印　　张 / 10.25　　　　　　　　　　　　　　　　　责任编辑 / 刘　派
字　　数 / 146 千字　　　　　　　　　　　　　　　　文案编辑 / 国　珊
版　　次 / 2021 年 7 月第 1 版　2021 年 7 月第 1 次印刷　责任校对 / 周瑞红
定　　价 / 65.00 元　　　　　　　　　　　　　　　　责任印制 / 李志强

编译委员会

主　编　高　峰　陈　欣　吴大蔚

编　委（按姓氏笔画排序）：

邢　雷　李伟刚　余　斐　邹鹏飞

宋　尧　陈金盾　周　鹏　董卫军

管春磊　翟志宏　潘津津

译者序

当人类还处于蒙昧时期，就开始渴望宇宙的奥秘。载人航天就是一项有"人"参与的，探索、开发和利用太空的飞天壮举，也是一个国家政治、经济、科学技术发展的集中体现。中国载人航天走过了坎坷而独特的发展历程，取得了举世瞩目的伟大成就。中国空间站在轨稳定运行、航天员长期在轨值守，标志着我国探索浩瀚宇宙进入了全新阶段。

"人"是载人航天工程的最关注的焦点和核心，保障航天员在轨安全、健康和高效工作是载人航天的一项基本技术。随着人类更长时间飞行、向更深太空迈进，航天员面临的健康风险越来越大，包括潜在的短期健康问题、长期健康问题、系统和行为表现等问题，而且太空的未知因素使得长期载人航天飞行的健康保障异常复杂。这不仅需要先进的航天生物医学工程技术、航天重力生理技术、航天营养与食品技术、航天实施医学技术等协同保障支持，也需要高效的健康风险评判与领导决策管理。

从事航天员健康保障技术理论研究与工程实践的团队，编译了《NASA 航天员中心健康保障能力》，本书详细介绍了 NASA 在当前健康标准背景下实行的风险管理过程、相关的法规政策示例、飞行任务中健康决策管理的基本准则与责任机制等内容。书中介绍的技术管理模式与实践经验，对完善我国航天员健康保障能力体系具有积极的借鉴意义。

编　者

目　　录

绪　论

自美国载人航天项目设立以来，美国的载人航天已从搭载一人在特定轨道飞行发展到与许多国家的合作伙伴一起在国际空间站（International Space Station，ISS）探索宇宙空间。事实上，载人航天项目的所有任务阶段，包括地面训练、飞行器测试、发射、飞行和着陆都有很大的风险。长期太空探索的健康风险包括短期健康问题（如太阳风暴期间急性辐射接触引起的恶心或疲劳、受伤、视力模糊），以及由于数月或数年飞行所导致的长期健康问题（如辐射诱发的癌症、骨瘤）。长期的太空探索（包括在国际空间站的长期停留或对小行星或火星的探索任务）可能会使航天员面临超出现行健康标准所允许的已知水平的风险，以及各种特征不清、不确定、不可预见的风险。

美国国家航空航天局（NASA）要求美国医学研究所（IOM）制定一个道德准则框架，并在"现有健康标准无法完全满足"或基于现有证据（见 1.任务说明书）无法制定适当的健康标准时，确定用于指导健康标准决策的原则。长期太空探索健康标准的道德准则和指导委员会（简称委员会）没有被要求审查 NASA 的风险管理程序。

1. 任务说明书

NASA 正在规划低地球轨道（LEO）以外的长期太空探索任务。IOM 的委员会将进行一项研究，以审查与执行这些任务的工作人员的健康标准相关的政策和道德问题。委员会将考虑现有的健康标准，并为 LEO 以外的任务制定新的健康标准。这些健康标准将会对未知的、不确定的或超出当前 NASA 风险标准的潜在风险和工作条件进行限制。NASA 正努力寻找一个在现有健康标准无法满足或因知识水平有限无法制定合理的健康标准时，可以用来完善现有健康标准的道德准则和决策框架。作为审议的一部分，委员会将考虑并回应 NASA 提出的选择，并进而提供自己的选择。考虑到这项任务对 NASA 的长期重要性，委员会的报告将详细说明所有建议的支持理由。

需要考虑的问题包括以下两部分。

（1）在进行太空探索性任务时，实行现有健康标准（《NASA 载人航天标准》第 1 卷和第 2 卷中对此已有定义）以及在必要时制定健康标准，应考虑哪些因素？

① 当暴露的风险不确定、未知或可能超出现行的健康标准时，制定和实施载人航天的健康和安全标准应考虑哪些道德因素？

② 对于任务风险，什么样的知情同意的健康标准是合理的？在这样的条件下，知情同意程序的道德准则限制是什么？在传达与健康风险相关的不确定性时，应采用什么原则？

③ 当潜在风险或已暴露风险不能为人所完全了解，或已暴露风险可能超出现行标准时，应设立怎样的标准才能更好地保护个人？

④ 是否所有航天员和航天飞行机组成员都应受到相同的风险保护或是否应考虑潜在的个体差异？一套健康标准是否就足以满足整个航天工作人员的需要，或者是否还需要解决已知或未知的风险差异以提供统一的保护标准？

（2）是否有其他可供 NASA 制定政策参考的具有未知风险（或风险超出现行标准）情形的模型与案例？这些模型和案例又是什么样的呢？

为了回应任务说明，IOM 成立了长期太空探索健康标准的道德准则和指导委员会。本报告提供了委员会关于道德准则、责任和决策框架的建议，以指导有关长期太空探索健康标准应用的决策。这些建议大都是针对 NASA 已经考虑的或正在实施的健康标准而给出的。但是，采用这些被建议的道德准则、责任以及决策框架不仅会引入新的流程和责任，还可能会改变现有组成部分的运作环境。

2. 载人航天的健康标准

使用健康标准来保护从事特定类型工作或活动的个人并非只有太空探索领域一个。整个职业环境都会使用健康标准来保护工人并指导设计、研究和工程工作以及其他目的。委员会审查了各种高风险的职业和活动，并确定了一些共同因素（如风险的类型和严重程度，潜在风险和利益的类型和分布，活动目的，以及独立监督的存在），以辅助审议。但是，委员会无法确定现有道德准则和决策框架是否可用于长期太空探索健康标准决策。

作为负责实施和评估各项航天任务的联邦机构，NASA 利用多种策略解决与航天相关的健康风险，其中包括工程、设计、任务规划、基础和临床研究、监视和医疗监测、预防和治疗对策，以及健康标准。对于 NASA 航天员的健康标准，重点考虑了飞行前、飞行中和飞行后这三方面的问题，即适用的职业标准、允许的暴露限制和允许的结果限制。此外，NASA 还拥有与人为因素、适居性和环境健康相关的健康标准。如果载人航天任务不能满足当前的健康标准或存在修正信息不足，委员会确定和审查的选项是：① 放宽 NASA 的健康标准；② 建立更宽松的"长期太空探索项目的健康标准"；③ 在获得新的保护技术和战略或可用于标准修正的数据之前，将这些任务视为例外情况。依据本报告中的道德准则和责任进行评估时，委员会发现前两个选项是不可接受的。

委员会发现放宽当前的健康标准，以允许特定的长期探索任务在道德准则上是不可接受的。目前，NASA 政策概述了启动新的健康标准或修订当前健康标准所需的行政流程和批准级别。NASA 的健康标准是"建立在最佳的科学和临床证据以及运行经验"上的。此外，对健康标准的审查通常可以每 5 年进行一次，但如果最新研究数据和临床结果表明健康标准需要更新，这种审查则可以随时进行。一般来说，在既定过程之外修改健康标准以满足长期太空探索任务的时间点可被任意设定。

第二种选择是针对长期太空探索任务建立一套独立的健康标准，而对于其他任务则维持当前健康标准。这种方法可能需要在长期允许的风险和太空探索任务中设定一个更宽松的上限，不过，以现有数据和知识几乎不可能量化这些上限的条件。委员会认为，该方法在长期太空探索任务比一般任务应具有更高的可接受风险和不确定性水平方面缺乏明确和令人信服的理由。

在排除了修改现有标准或制定单独标准的选项之后，委员会认为，在长期太空探索载人航天的背景下，唯一符合道德标准的选择就是针对长期太空探索任务，给现有健康标准设一个特例。委员会认为，对于健康标准的特例应按逐个任务的方式加以考虑，并在道德准则和决策框架被推荐之后，在非常有限的情况下对之进行使用。

在决定风险水平是否可以不满足当前 NASA 的健康标准时，重要的是要看目前的健康标准是否反映了与航天相关的人类健康和安全风险的最相关和最新证据。虽然 NASA 有正式的健康标准来启动和修订政策，但委员会认为应该向公众提供有关决策标准、过程以及道德准则应用的更多信息。

建议 1：扩大启动和修订健康标准的政策

NASA 应确保对有关健康标准政策做出详细说明，确定可以启动制定或修订健康标准的条件或情况（及相关优先事项），并明确说明这些政策为何与本报告中所阐述的道德准则完全一致。

3. 道德准则

几个世纪以来，哲学家们一直在争论西方在道德准则和政治哲学方面的主要理论的相对优缺点：功利主义，基于职责的方法，基于道德准则的理论等。一种可以成功避免单一伦理理论需要的方法是关注中层原则，而不是其所属的理论或其衍生理论。事实证明，当被要求使用这种方法寻找那些具有挑战性的道德准则问题的共同点时，由具有不同专业背景的个人组成的专家组取得了非常大的成功，这些道德准则问题都在公共政策背景下获得了最佳的处理。这是因为委员会采用了一种基于道德准则的方法，以确认其可访问性和适用性。

建议 2：将道德准则应用于健康标准制定和实施

NASA 应在制定和实施长期太空探索载人航天的健康标准中应用以下道德准则。

（1）避免伤害——该原则包括防止伤害，谨慎行事以及消除或减轻所发生的伤害。因此，NASA 应该穷尽所有可行的措施，以最大限度地降低航天员长期太空飞行的风险，包括通过风险预防和缓解方法解决不确定性，这些方法包括安全边际，以及允许逐步接受风险的持续学习机制。

（2）有益——为他人提供福利的原则。NASA 应在其决策中考虑特定任务的潜在利益，包括其科学和技术重要性，以及潜在的受益者，其中包括当前和未来的航天员以及所有的人类社会成员。

（3）风险和利益的有利平衡——在风险损害和潜在利益之间寻求有利并被接受的平衡原则。在授权开展长期探索任务以及批准特定任务时，NASA 应利用现有的科学证据，系统地评估风险和收益以及各自的不确定性，并确保收益足以超过风险。

（4）尊重自治——确保个人既享有自决权又拥有这一权利的行使权。NASA 应确保航天员能够尽可能在参与拟议任务的个人决策中行使自治权，他们拥有关于拟议任务的风险和利益的所有可用信息，并且在整个太空探索任务过程中有权了解最新的信息。

（5）公平——这一原则要求平等对待所有的航天员，公平分配负担和利益，并创造和遵循公平程序。NASA 围绕任务做出的决策应明确解决公平问题，包括任务的风险和收益分配、成员选择以及太空探索任务后对航天员的保护。

（6）忠诚——这一原则承认为社会利益做出个人牺牲会产生社会责任。考虑到航天员在参与危险任务时所承受的风险，NASA 应尊重义务的相互关系，并确保航天员的健康得到有效保护，该保护不仅限于太空探索任务期间，包括在返回地球后为航天员提供终身医疗保健。

4. 基于道德准则的责任

根据道德准则制定的具体责任应适用于从事特定活动的个人和组织。NASA 作为雇主，一个负责创新和探索的联邦机构，一个科研赞助商和国际伙伴，有道德义务承担并实行建议 2 中所陈述的道德准则。具体而言，道德准则需要被纳入关于风险是否超出现行健康标准允许范围内的决策中，这样的话，就要确定从事道德准则上可接受的长期太空探索性任务时需要满足的工作条件必须满足哪些条件才能参与道德上可接受的长期太空探索性任务。这些决策会进一步地受到成本、时间、技术可行性等限制条件的影响。

建议 **3**：实施道德责任

NASA 应认可以下与长期太空探索健康标准相关的道德责任的政策或程序：

（1）向航天员充分告知长期太空探索任务的风险，并确保知情决策过程充分且适当。

（2）坚持持续学习策略（包括健康监测和数据收集），以确保健康标准能随着时间的推移有所发展和改进，并通过在长期太空探索任务之前、期间和之后的数据以及从其他相关来源获得的数据来获取信息。

（3）征求对任意允许特定任务不必达到 NASA 健康标准或修改健康标准的决定的独立建议。

（4）以程序上透明、公平和及时的方式，与所有利益相关者（如航天员和广大公众）沟通任何有关健康标准的决定、相关的理由和可能的影响（包括伤害类型、严重程度和概率估计），为公众参与提供充分的机会。

（5）尽可能为参与长期太空探索任务的工作人员提供平等机会。例如，工作人员选择的公平性意味着 NASA 应接受人口风险中的一些群体差异，以便创造参与任务的平等机会，并基于对人口的风险评估采取措施适应个体差异，确保该差异不会危及任务操作。

（6）为航天员提供终身医疗保健及长期健康检查服务以保护其健康，同时，支持对健康标准的持续评估，提高任务安全性，降低航天员当前和未来所面临的风险。

（7）制定并使用适当且能够充分保护航天员健康数据的政策。

5. 基于道德准则的决策框架

在评估无法满足当前健康标准的长期太空探索任务时，NASA 可以通过三个步骤构建决策框架来促进决策规划（见 6.决策框架）。

第一个也是最广泛的决策（级别 1）是，明确任何不太可能符合当前健康标准的任务是否符合道德规范。如果 NASA 决定不符合现有健康标准的任务是不可接受的，则必须推迟此类任务，直到有关风险或不确定性的新知识可用或风险缓解策略可用为止。

如果 NASA 决定现有健康标准的特例在道德准则上是可以接受的，那么 NASA 必须要确定应该采用什么过程和标准将该任务判定为特例。根据所确定的道德准则，特例审查请求的健康标准包括拟议任务应满足以下要求：

- 预计会有极高的社会价值；
- 有很强的时间紧迫感；
- 预计有可以广泛分享的利益；
- 相对实现任务目标的替代方法来说是合理的；
- 确定不能满足现有的健康和安全标准；
- 致力于减少伤害和持续学习；
- 拥有严格的同意程序，以确保航天员充分了解风险和未知因素，达到知情决策的标准，并做出自愿决定；
- 为航天员提供医疗保健和健康监测（飞行前、飞行中、飞行后）。

在道德准则上可被接受的授予例外的过程一般是建立在事实基础上的，透明且会征求独立的建议。委员会强调，只有极少数情况才能认为是特例，与此同时应增加 NASA 和社会的责任。

第二级决策（级别 2）是确定某一不可能达到现行健康标准的特定任务是否在道德上可以接受。这需要评估任务是否满足级别 1 所述的条件。尽管级别 1 可能是 NASA 的一次性决定，会影响所有的长期任务和探索任务，但级别 2 的决定将根据任务逐个做出。

一旦一个特殊的任务在道德准则上被认定为可接受，则第三级决策（级别 3）就涉及根据任务所需的技能和专业知识、航天员的身体敏感性、个人风险因素（如果已知）和航天员的参与知情权来确定该太空探索任务的所有成员。

建议 4：采用基于道德准则的决策框架

NASA 应根据相关的道德准则，并通过基于道德准则的三级决策框架履行相应的责任。

- 级别 **1**：关于允许航天员面临的健康和安全风险超过健康标准允许的风险的决定；
- 级别 **2**：关于执行具体任务的决定；

● 级别 **3**：关于航天员个人参与和任务人员组成的决定。

6. 决策框架

级别 1：关于不符合健康标准的任务的决定

决策点：NASA 是否应该执行：不符合健康标准、在没有适用标准的情况下涉及重大风险和涉及较大的不确定性，以致 NASA 不能排除前两个可能性的太空任务？

如果是这样，应该使用什么标准去确保特殊的任务可以被允许？

道德准则和应用：避免伤害、有利、可接受的风险—利益平衡、忠诚、决策透明、致力于持续学习、决策程序公平性。

道德责任示例：确保已采取一切可行的措施，将航天员的风险降低到可能达到的最低水平。

● 检查所有最小化风险的方法，包括实现任务目标的替代方法；

● 评估并传达利益；

● 确定并传达执行任务的时间紧迫性；

● 彻底监测和研究太空探索任务期间和之后的健康影响，以了解当前和未来的任务；

● 通过获得医疗保健记录、纵向随访和预防性筛查等方法确保当前和未来航天员的未来健康。

级别 2：关于具体任务的决定

决策点：给可能不符合现有健康标准的任务授权后，特定的长期任务和/或太空探索任务在道德上是否可以被接受？

道德准则和应用：避免伤害、可接受的风险—利益平衡、决策透明、致力于持续学习、决策程序公平性。

道德准则示例：

● 遵守既定和透明的标准；

● 共享风险升级决策和策略；

● 持续输入独立的信息以促进健康标准的升级和完善；

● 在任务期间和任务后，实施强有力的职业健康监测和数据收集计划；

● 说明尽管采取了所有可行措施将风险程度降到最低，但仍然无法满足健康标准。

级别 3：关于航天员选拔和个人参与的决定

决策点：当 NASA 和航天员对某一项太空探索任务的成员组成和是否参与进行决定时，应该考虑哪些因素？

道德准则和应用：承诺在保护隐私和机密的同时保障航天员的知情决策权、保证公平、避免伤害、风险最小化（包括其他工作人员的风险）、持续学习。

道德准则示例：

● 与航天员彻底共享风险数据；

● 透明且公平的决策过程和政策；

● 航天员在太空探索任务期间及任务后应承担数据收集和健康检测的责任，以便告知当前和未来的航天员可能出现的情况；

● 选择航天员时应确保小组之间的公平性并考虑整体的风险敏感性。对于个人而言，应以一种允许将之包括在内的方式，在一系列风险范围内进行个人决策。

7. 结束语

载人航天的有关部门从一开始就为航天员的健康和安全风险设定了可接受的界限。随着科学技术的进步，更长距离的载人航天任务变得可行，NASA 及其国际合作伙伴，以及商业太空企业将继续面临关于风险可接受性的道德准则的决策。本书中概述的道德准则的决策框架建立在 NASA 和其他机构的工作基础之上，人们据此确定了一整套建议，以用于道德评估和应对与长期太空探索健康标准相关的挑战。建立和维护一个牢靠的道德准则的决策框架对于具有风险的任务来说是至关重要的，因为这样的道德准则的决策框架既可以指导当前 NASA 的决定，也可以为未来确立关于挑战和机遇的决策打下坚实的基础。

第 1 章　概　　述

每个时代都有自己的梦想和浪漫的象征。过去的几代人被伟大的风阻者优雅的力量所感动，被遥远的机车汽笛声所感动，被远在金色大道上驶往撒马尔罕的大篷车所感动，被遥远的俄斐尔人尼尼微的昆奎勒姆所感动。我们的子孙们也将在赤道的星星中获得灵感，他们将能够仰望夜空，观看地球港口庄严的列队行进，在那里，太空船不断地降落和起飞。

——Sir Arthur C.Clarke，《太空的承诺》，1968 年，第 125 页

正如荷马和希罗多德所言，人类自记录历史开始就一直在探寻未知领域。人类以冒险和科学创新、新的贸易市场、地缘政治主导地位和人类文明进步的名义进行探索，不断发现新的大陆和一些挑战公认信仰与感知局限性的新思想。对海洋和陆地的探索将遥远的文化与文明联系起来，创造了新的财富来源，扩大了科学技术知识和能力，促进了思想交流，并彻底改变了人类对地球的长期看法。

20 世纪下半叶，人类社会迎来了一个具有巨大发现潜力的时代。1961 年，苏联航天员尤里·加加林成为第一个进入太空的人（NASA，2014c），再次扩大了人类对可能性的认知。之后，美国航天员艾伦·谢泼德成为第一个进入太空的美国人，约翰·格伦则于 1962 年成为人类历史上第一个绕地球轨道飞行的美国航天员（Garber 和 Launius，2005）。自这些具有里程碑意义的第一次以来，人类社会完成了在月球上行走；发射、回收和修复各种卫星（如哈勃太空望远镜）；进行数千次科学和工程实验研究；组装并重新供应国际空间站等工作（NRC，2011）。人类对太空探索的投资促进了航空航天技术、气象卫星、气候模型、通信、导航卫星和医疗技术等方面的发展，同时也加深了对宇宙之于人体生理学

影响的理解。然而，这些成就付出了巨大的代价。

探索会涉及一些已知的风险和更大范围的未知风险，这些风险会危及探索者及其团队的安全，在一个相对较新的环境中尤其如此。例如，在大发现时代（15—17 世纪），前所未有的海洋探索往往需要延长航程，在此期间，船员经历了艰难、贫困和疾病（Harrison，2013）。极端环境的变化和不可预测性往往在缺乏可用资源和设备故障时变得更加复杂，并已经夺走了无数生命（Solomon，2001；Davis，2011）。在太空探索的背景下，超过 20 名美国航天员在航天飞行期间和为航天飞行做准备时失去了生命（NASA，2014a）。但是，过去的失败和成功，为批判性地检查、预测和减轻未来航天员的类似风险提供了机会。

当现代探险家在偏远且不适合人类居住的环境中不断刷新人类忍耐力极限时，环境给个人及其他相关方面所带来的风险也将发生变化，这就提出了一个新的问题：个人和社会的风险承受极限以及可接受的风险阈值是多少。负责任的决策者需要对"在寻求发现与避免危险间构建平衡"的价值观进行清晰的阐述。

1.1　工作内容

1985 年，美国国会通过了《美国国家航空航天法》，美国正式启动了"参与航空航天"的活动并因此而建立了由民众掌控的 NASA[①]。NASA 的职责扩大了联邦支持的航空研究的范围[②]，包括"地球大气层内外飞行的问题"，但与武器系统、国家安全和军事活动[③]有关的活动除外。具体来说，美国国会指示 NASA 进行"致力于和平，造福全人类"的任务，具体目标如下：

（1）增加人类对大气和空间现象的认识；

---

① 1958 年《美国国家航空航天法》，第 85 - 568 页（1958 年 7 月 29 日）。
② 国家航空咨询委员会是 NASA 的前身，它的成立是为了"监督和指导航天飞行问题的科学研究，以期解决实际问题，确定应该进行实验的问题，并讨论解决问题的办法以及它们在实际中的应用"（1916 年《海军拨款法》，第 63 - 271 页，1915 年 3 月 3 日）。
③ 1958 年《美国国家航空航天法》，第 85 - 568 页（1958 年 7 月 29 日）。

（2）提高宇宙飞船的用途、性能、速度、安全性和效率；

（3）提高宇宙飞船太空运输设备、仪器、补给品和生物的能力；

（4）利用航空航天活动的潜在利益并对其涉及的问题展开长期的研究；

（5）保持美国在航空航天技术方面的领导地位，并利用航空航天技术进行与宇宙内外探索相关的任务；

（6）向国防机构提供具有军用价值的重要发现，并向指导和控制非军事航空航天活动的机构提供相关的发现；

（7）依照法案与"致力于和平，造福全人类"的目的，建立美国与其他国家之间的合作；

（8）有效利用美国的科学和工程资源，加强相关组织机构间的合作，避免重复工作和购买多余的设施和设备。[①]

这些目标在塑造 NASA 的历史和愿景方面起到了不可或缺的作用，在探究定义人类航天健康标准的道德准则时也是重要的考虑因素。[②] NASA 负责设计和执行对人类健康和安全构成高风险的航天任务，并负责风险评估和管理。这种管理结构为设计"将数据和经验转换为风险管理策略"的反馈循环机制提供了机会，但这种管理结构也会导致预知利益与实际利益的冲突，并因此在道德上产生重要影响，对此本报告将在后面予以阐述。

此外，人类对太空探索的重要转变会重新定义其对太空探索的范围，NASA 的载人航天计划已从运送一个人进入太空发展到在国际空间站进行太空探索，整个过程涉及十几个来自不同国家的航天员（NASA，2013c）。月球曾经是一个短期的目的地，现在一些人认为它可能是人类活动的永久基地（Duke 等，1985；Angelo，2009；Duke，2013；NASA，2014b）。美国政府已经阐明了一些设想，其中包括人类在月球和火星上

---

① 此后，美国国会通过将其他任务交由 NASA 负责从而扩大了 NASA 的目标，如"通过相关的研究和技术开发，保持美国在航空航天领域的卓越地位"（美国国家和商业太空计划，第 111－314 页［2010 年 12 月 18 日］）。

② 本报告既没有回顾 NASA 的历史，也没有回顾美国的太空计划，但该报告囊括了许多文本（Garber 和 Launius，2005；Dick，2008、2010；Logsdon 和 Launius，2008）。

生存。[1][2]与人类相关的长期太空探索似乎已经迫在眉睫（NASA，2004；Bolden，2013；Norwood 和 Tahu，2013），关于将人类送入小行星和火星的讨论引发了人们对航天财政与道德准则的争论。

当代太空探索是一项对合作要求日益加强的工作，商业和国际合作推动了在太阳系更深处建立人类生存空间的尝试，多家公司正在开发自己的航天器和商业计划（NASA，2013b）。随着航天飞机计划的取消，NASA 不得不依赖其他政府和航天机构，并将在未来依靠商业部门为其航天员提供 LEO[3]运输从而将航天员运送到 NASA 支持的太空设施中（NASA，2013d）。加强合作也带来了与协调法规和政策相关的问题，其中就包括控制航天员健康风险的法规及政策。

在 NASA 内部，人类探索和行动任务理事会提供"领导和管理 NASA 内外与人类探索有关的空间行动"以及"支持人类和机器人探索计划中的与发射服务、空间运输和空间通信有关的 NASA 空间行动"（NASA，2013a）。在认识到可接受的风险水平的提高将极大地降低和减轻风险后（Bolden，2013），NASA 实施了本书第 2 章所阐述的全面风险管理政策，该政策为 NASA 项目和项目的概念、开发和执行提供了信息（NASA，2011a）。这项政策还包括考虑某一特定载人航天任务的风险和效益。

NASA 的一项主要风险管理活动包括制定和执行健康标准，为太空探索任务的人员提供"健康和安全的环境，并在航天飞行的所有阶段为任务人员提供健康检查和医疗服务"（NASA，2007，第 8 页）。对于本报告中考察的健康标准，《NASA 载人航天系统标准》（NASA，2007，2011b）第 1 卷和第 2 卷中均做出了规定。委员会在整个报告中使用了较短的术语"健康标准"来指代这一套标准。NASA 的健康标准包括飞行前、飞行中和飞行后三个阶段的健康问题考虑，主要分为适用工作标准、太空允许暴露极限和许可的结果限值三类（NASA，2007）。

NASA 的航天员和设备参与太空探索活动的程度取决于保护航天员

---

[1]　2005 年《美国国家航空航天局授权法》，第 109–155 页（2005 年 12 月 30 日）。

[2]　2008 年《美国国家航空航天局授权法》，第 110–422 页（2008 年 10 月 15 日）。

[3]　LEO 是海拔高度位于 100 英尺（160 km）和 1 240 英尺（2 000 km）之间的轨道（《国家地理》，2014）。

免受太空探索的影响而采用的健康标准。长期太空探索性的航天飞行会增加航天员暴露在已知风险和特征不明确、不可预见的风险中的概率。"尽管表面上与其他太空探索任务相似,但在月球和人造卫星执行任务涉及的持续时间延长与太空距离增加会使这些任务变得更加困难和危险(Stuster,1996,第 3 页)。考虑到 NASA 和美国国会正在讨论下一阶段 NASA 的任务以及美国在国际太空探索中的作用,当前最重要的就是了解相关道德准则以期推动与 NASA 任务相关的健康标准决策与任务规划。

1.2　委员会职责

尽管存在一系列已知和未知风险,一些人仍然会同意为长期太空探索提供服务。根据 IOM 的报告,即安全通行许可:航天员对太空探索任务的热爱,当航天员非常希望有机会进行太空探索时,即便任务会涉及重大危险,他们仍会愿意接受风险以获得进行太空探索的机会(IOM,2001,第 179 页)。考虑到航天员会在国际空间站、小行星和火星探测等任务的长期停留期间面临不确定的健康和安全风险,NASA 要求 IOM 审查道德准则和政策,这些原则用于指导有关长期健康标准的决策和说明。"当现有卫生标准不能完全满足"健康标准或不能根据现有证据制定适当的健康标准时(见 1.3 节任务说明书),委员会就会使用"不满足"来表明与航天飞行相关的条件和不确定性会使航天员面临比现有健康标准所允许的更高的风险这一情况。

为了响应任务声明(见 1.3 节任务说明书),IOM 召集了一个由 15 名成员组成的长期太空探索健康标准的道德准则和指导委员会,委员会成员包括道德、航天医学、职业健康、风险评估、法律、行为健康及健康标准等领域的专家。实际上,委员会的任务陈述主要集中在两个方面:一是在风险高度不确定条件下,对于人类可接受的风险应考虑哪些道德准则;二是如何将这些原则运用到由联邦政府资助的长期太空探索的决策中。

1.3 任务说明书

NASA 正在规划 LEO 以外的长期探索任务。IOM 的一个特设委员会将进行一项研究，以审查与航天员健康标准相关的政策和道德准则问题。委员会将考虑现行健康标准的适用性，并为低地球轨道以外的任务制定一套新的健康标准。这些健康标准将被用于解决风险不确定、未知或超出现行健康标准限制的工作条件和潜在危险。NASA 正在寻找一个新的道德准则和决策框架，以便在现有的健康标准不能被完全满足道德标准，或某一给定情形不能被充分了解导致道德标准不适用时，可以帮助指导和施行与长期太空探索航天健康标准相关的决策。作为审议的一部分，委员会将考虑和回应 NASA 提出的选择，并提供自己的选择。考虑到这项任务对 NASA 的长期重要性，委员会的报告将会对所有建议的支持理由进行详细说明。

应考虑以下两个问题：

（1）在执行当前的健康标准（《NASA 载人航天系统标准》第 1 卷和第 2 卷所定义）进行探索性任务时，以及在必要时制定探索性健康标准时，应考虑哪些因素？

① 当遭受的风险不确定、未知或可能超过当前标准时，在制定和实施载人航天飞行的健康和安全标准时应考虑哪些道德因素？

② 关于航天员的健康风险，什么样的知情同意标准是适当的，在这种情况下，知情同意程序的道德准则是什么？在传达有关健康风险的不确定性时应采用什么原则？

③ 当对潜在风险的了解不完全，或风险可能超过当前健康标准时，对用于保护个人的健康标准应做哪些适当的修改？

④ 是对所有航天员都实行相同水平的保护，还是应该考虑潜在的个体差异？是用单一标准来满足整个任务中成员的需求，还是需要解决已知或未知的风险差异，以提供统一的保护水平？

（2）是否有其他具有未知健康风险（或可能超过当前健康标准的风

险）的情况的模型和例子可以告知 NASA 应考虑的道德准则，如果有，又将如何通知它呢？

明确几个关键术语的定义对于理解委员会的工作内容至关重要。NASA 将"探索"任务定义为"近地磁场辐射范围之外（月球、小行星、火星）的任何活动"，将"长期任务"定义为 30 天以上的活动。[①]但是，为了与任务声明保持一致，委员会通常将这类任务称为"LEO 以外的任务"。在 LEO 以外区域执行任务时，航天员遭受的辐射将超过在国际空间站所能受到的辐射。在委员会负责的情况下，这些领域在概念上很重要，因为它们不仅有助于下达任务指示（如在太空中到达的目的地），而且还定义了风险的参数以及当前健康标准对特定任务的影响。

本书只关注与道德准则确定和长期太空探索健康标准决策框架制定两方面相关的载人航天的好处（见第 5 章和第 6 章）。委员会的任务不是就未来载人航天的价值或合理性、NASA 活动的优先次序和 NASA 应获得的资金水平等问题得出结论或提出建议。此外，本书也没有研究定量风险评估和风险效益分析的复杂性，因为这些过程可能会影响 NASA 对于长期太空探索任务的决策。相反，本书仅限于确定一个道德框架，并在此基础上对其他数据和分析进行评估。

除了审查 NASA 的文件和相关文献外，委员会还举行了两次公开讲习班（讲习班议程见附录 A）、一次公开电话会议以及为期 10 个月的六次闭幕会议，以便告知审议情况。在公共讲习班和公开会议上，委员会在长期太空探索健康标准的挑战、目标和后果方面征求了相关的意见。委员会还听取了参与过风险评估和管理的 NASA 专家以及某些航天员的意见。在整个研究过程中，当委员会需要更多信息进行审议时，NASA 的领导和工作人员及时地给出了帮助、支持和回应。委员会还在风险可接受的道德准则、高风险职业的决策以及对于联邦机构健康标准的实施和执行等方面征求了专家们的意见。

---

① 个人交流，Richard Williams，NASA，2013 年 11 月 19 日。

1.4 国家科学院的相关工作

自 20 世纪 50 年代末以来,美国国家科学研究委员会(NRC)和 IOM 一直致力于向 NASA 提供有关航天飞行和载人航天的建议(NRC, 2013a),并获得了许多研究成果,如安全通行许可:航天员对太空探索任务的热爱(IOM,2001);NASA 航天员健康纵向研究综述(IOM, 2004);NASA 的人类研究计划证据综述:一份信函报告(IOM,2008); 以及太空探索新时代太空辐射风险管理(NRC,2008)。IOM 与 NRC 还研究了其他背景条件下的风险可接受性和决策(NRC,1996、2009), 包括环境设置(IOM,2013),这些报告均有助于说明本书中所建议的方法。

目前,NRC 正在进行一项研究审查美国载人航天计划的"长期目标、核心能力和方向",以"提供发现、理论基础、优先建议和决策规则,从而为美国载人航天的未来规划提供支持和指导"(NRC,2013b)。作为工作的一部分,NRC 委员会将考虑人类太空探索的理论基础。委员会还将以国家目标(NRC,2013b)和国际合作为背景,阐述 NASA 载人航天任务的价值。

1.5 本书的结构

本书面对的读者大多对 NASA 的健康标准和道德准则不太了解。第 2 章和第 3 章详细介绍了 NASA 在当前健康标准背景下实行的风险管理过程,并提供了一些相关的例子。第 4 章审查了 NASA 的工作人员和航天员,并提供了适用于陆地上类似活动的法规或政策示例,提取了影响风险可接受性决策的共同因素。第 5 章介绍了与载人航天飞行任务决策相关的道德准则。第 6 章提出了适用于实施道德准则和决策框架的责任,以指导对长期太空探索健康标准限制及例外情况的确定工作的开展。

参考文献

［1］Angelo, J.A. 2009. Encyclopedia of space and astronomy. New York: Infobase Publishing.

［2］Bolden, C. 2013. Presentation at the first meeting of the IOM Committee on Ethics Principles and Guidelines for Health Standards for Long Durationand Exploration Spaceflights. Washington, DC, May 30.

［3］Clarke, A. C. 1968. The promise of space. New York: Harper and Row.

［4］Davis, W. 2011. Into the silence: The Great War, Mallory, and the Conquest of Everest. New York: Alfred A. Knopf.

［5］Dick, S. 2008. Remembering the space age. Washington, DC: NASA. http://www.nss.org/resources/library/spacepolicy/Remembering_the_Space_Age.pdf (accessed January 27, 2014).

［6］Dick, S. 2010. NASA's first 50 years: Historical perspectives. http://history.nasa.gov/SP－4704.pdf (accessed January 27, 2014).

［7］Dick, S., and K. Cowing. 2004. Risk and exploration: Earth, sea and the stars. Presentation at NASA Administrator's Symposium. Monterey, CA, September 26－29. http://history.nasa.gov/SP－4701/riskandexploration.pdf (accessed January 27, 2014).

第 2 章　NASA 风险管理和健康标准

载人航天事业会涉及许多已知风险、不确定风险和一些不可预见的风险。可以说，航天员在执行航天任务的所有阶段都会存在风险，包括地面训练、飞行器测试、发射、飞行和着陆。事实上，宇宙飞船发射是所有任务阶段中最具有风险的。由于进行长期的太空探索任务，航天员的健康面临各种风险，其中包括短期健康后果（如太阳风暴期间，由于急性辐射接触引起的恶心或疲劳、受伤、视力模糊）以及完成飞行后在数月或数年内出现的或持续出现的长期健康后果（如辐射诱发的癌症；骨量损失等）（见第 3 章）。NASA 的人类研究计划已经明确了 32 个与太空有关的涉及航天员的健康风险，面对这些风险，研究机构正在努力寻找预防、治疗和缓解这些健康风险的方法（NASA，2013b）。NASA 目前针对许多风险制定了相应的健康标准，这些标准通过设定风险接触限值、概述可接受的健康参数和引导工作等方式保护航天员的健康。本章首先阐述了 NASA 的风险管理方法；然后详细地介绍了健康标准及制定这些标准的过程。

2.1　NASA 的风险管理流程

NASA 通过一系列策略标准基本解决了与航天飞行相关的健康风险，包括工程、设计、任务规划、基础和临床研究、监测、医疗监测、预防和治疗对策以及健康标准。NASA 人类研究计划机构、IOM 和 NASA 理事会之间组织了大量研究，旨在检查、预防和减轻健康和安全风险。委员会没有被要求审查 NASA 的风险管理过程，而只是阐明道德准则、决策点，并提出建议（见第 5 章和第 6 章），这些原则、决策点和建议将会指导与长期太空探索任务相关的决策，并将其纳入风险管理过程。

NASA 的风险管理决策标准包括两项综合性工作：风险知情决策和持续的风险管理过程（NASA，2008a；Dezfuli，2013）。这些标准在整个机构中使用并适用于工程、安全和健康标准。通常，根据历史优先顺序（经验教训和经验数据）、实验室测试中可能出现的故障以及与主题专家的讨论来确定风险级别。风险在过去曾被广泛地记录，如果可能的话，它是可以被量化的。当风险被认为是不可接受的高风险时，将考虑替代设计和任务方案，并重新进行风险评估。其实，这一过程并不是 NASA 独有的，许多行业也都会采取这样的过程（Insag，2011；FERC，2013）。

当与太空相关的健康风险出现新的问题，进行风险评估可能首先要以专家意见为基础；然后通过在新环境中获得的经验，或者通过案例报告和从以前的太空探索任务吸取的经验（例如，最近视力受损被确定为航天飞行的风险；见第 3 章）来确定风险级别。NASA 的风险评估最初的不确定性很大，随着经验的累积，这种不确定性会逐渐有所降低（Dezfuli，2013）。有关设计和任务执行的决策则需要结合现有经验与最优风险评估完成。

作为一个承担高风险任务的联邦机构，NASA 必须在对健康与安全风险的平衡、技术可行性、财务成本与任务必要性、任务不被执行会坐失机会等方面做出决策。NASA 表示："在某种程度上，充分安全的系统不一定完全排除了所有可能导致不良后果的条件"（NASA，2011c，第 4 页）。根据 NASA 的政策，充分安全的系统必须遵循两个主要原则：① 满足最低安全阈值水平，"最低安全阈值水平要么由分析和操作经验两者之一决定，要么由二者共同决定且随时间推移不断提高"。②"尽可能安全"（ASARP）（NASA，2011c，第 4 页）。评估一个系统是否是尽可能安全，需要权衡其安全性能与其在进一步做改进变更时的影响。"如果安全性的增量改进需要在其他领域对系统性能进行不成比例的劣化，则该系统是尽可能安全的"（NASA，2011c，第 5 页）。此外，受影响者的知情决策也是影响安全性改进的一个重要因素（Dezfuli，2013）。

与硬件和软件的风险评估相类似，关于人类健康风险也有一个风险评估过程，并伴有降低风险的策略。必要时，这两个过程是相互联系和迭代的。例如，如果某一个特定任务中的辐射量被认为过高，则需要对飞行器进行重新设计，如果没有能够减轻辐射风险的工程设计方案，则需考虑其他替代方案，如重新设计任务、推迟任务直到可用技术出现或对现有标准给出特例。NASA 制定了生物航天路线图，作为识别和评估航天员风险的框架，包括健康和医疗风险，以及工程技术和系统性能风险（NASA，2005）。在此路线图中，"风险"定义为"太空飞行环境中遭遇不利事件的条件概率"，"风险因素"定义为"导致不利结果的倾向条件"（NASA，2005，第 5 页）。关于风险的具体问题在路线图中有详细说明，主要适用于下列三个设计参考任务：在国际空间站上进行为期一年的任务、在月球表面停留一个月、在火星上进行为期 30 个月的任务（NASA，2005）。设计参考任务描述了轨道、任务持续时间、环境和建议的操作等。一个目的地可能有多个设计参考任务且每个任务都会就挑战、利益和风险进行评估。这些场景为任务设计、风险识别和评估提供了模拟信息，同时提供了潜在载运时间、通信滞后时间、微重力和辐射水平、飞行器要求以及建议的舱外活动范围等信息。设计参考任务也处在持续更新状态，就在最近又提出了几项近地小行星的任务以及火星设计参考任务方案的更新（表 2-1，NASA，2009b，2013c、e）。

表 2-1　NASA 设计参考任务

可能的任务	任务持续时间	表面停留时间	航天员人数
火星	约 3 年（NASA，2013c）	（1）短期停留任务：30～90 天（NASA，2009b）；（2）长期停留任务：约 18 个月（NASA，2013c）	6 人
近地行星	（1）12～13 个月的飞行任务，约 12 个月的飞行时间和 1 个月的停留时间（NASA，2013c）；（2）21 天或 22 天的飞行任务，16 天的飞行时间，围绕 NEA 的轨道飞行 6 天，从 EVA 到小行星，但没有地面停留时间（NASA，2013e）	为期 30 天的长期任务	为期一年的任务需要 3 人

续表

可能的任务	任务持续时间	表面停留时间	航天员人数
国际空间站	365 天	不适用	2[①] 人
登月—前哨任务	约 6 个月，飞行 4 天	约 6 个月	4 人

注：EVA—舱外活动。

① 两名航天员将在太空驻留一整年，其他成员将停留较短的时间。

2006 年，应 NASA 的要求，IOM 发表了一篇关于生物航天路线图的综述（IOM 和 NRC，2006）。作为全面审查的一部分，委员会就形式、辅助文件、风险定义、总体风险类别（代表风险间的潜在作用）以及将风险定义为技术相关还是健康相关这几方面内容提出了若干建议。生物航天路线图后来演变为人类研究路线图，它将与航天飞行相关的 32 种健康风险分为五类：① 行为健康与表现；② 人体健康对策（包括骨代谢与生理、营养、免疫学、心肺生理、损伤等）；③ 太空辐射；④ 人为因素与宜居性；⑤ 探索医疗能力（表 2-2；NASA，2013b）。对于这 32 个领域中的每一个，路线图都为风险缓解和控制的举措提供了研究审查和评级。第 3 章简要概述了 32 种风险中的几种以说明风险不同，针对其的措施（已知预防措施、处理措施）、飞行器设计方案和任务设计方案也会全然不同。

NASA 已通过四个设计参考任务对每种风险都进行了评估。风险评估过程反映为维持工作人员健康，用于控制和缓解风险以期达到 NASA 健康标准的知识的水平风险评估系统将风险分为可控（C）、可接受（A）、不可接受（U）和数据不足（I）（表 2-2；NASA，2013c）。上述 32 种风险的研究状况被总结在一组报告中，而且每个报告都会被定期进行更新审查（NASA，2013b）。研究审查与评级系统为 NASA 的人类研究计划就确定差别和研究方向两方面提供了参考，该研究的进展受到了 NASA 的人类系统风险委员会的实时监测。IOM 审查了 NASA 在 2008 年编制和更新报告的过程（IOM，2008），并由于其正在进行一项研究的缘故，审查了每份报告（IOM，2014）。

通过持续评估预防和干预策略的有效性可以在可行的范围内缓解已知的健康风险。由于其他可能的风险的严重性在很大程度上是未知的，加之还有一些尚未预料到的风险只能通过实践发现。因此，为大量的风险制定健康和绩效标准具有挑战性。

表 2-2　用于设计参考任务研究评级的人类健康和性能风险

风险名称	HRP 研究等级			
	ISS-12	月球	近地小行星	火星
在再次受重力作用时存在直立不耐受的风险	C	C	C	A
航天飞行导致早发性骨质疏松症的风险	A	A	A	A
营养不良的风险	C	C	A	U
EVA 防护服系统功能不足导致 EVA 性能和航天员健康受损	A	A	A	A
由于肌肉质量、力量和耐力降低而导致的运动能力不足的风险	C	A	A	U
患肾结石的风险	C	C	C	C
骨折的风险	C	A	C	A
椎间盘损伤风险	I	I	I	I
出现心律问题风险	A	C	I	I
由于有氧能力降低，身体功能降低的风险	C	C	A	U
因免疫反应改变导致航天员出现不良健康状况的风险	C	A	A	A
由于与航天飞行有关的运动器的改变，造成航天器、相关系统的控制受损和需要立即离开航天器的风险	C	C	C	A
与临床相关的药物治疗的不可预测风险	C	C	C	U
航天飞行引起颅内高压/视力改变的风险	U	I	U	U
减压病风险	C	C	C	C

续表

风险名称	HRP 研究等级			
	ISS-12	月球	近地小行星	火星
动载荷可能造成人身伤害	C	A	A	I
由于营养不足而导致的成员操作能力下降和生病的风险	C	C	A	U
人机交互不足的风险	C	C	C	C
培训不足导致的操作失误风险	C	C	C	A
人与自动化/机器人集成设计不足的风险	C	C	C	A
关键任务设计不足的风险	C	C	C	C
在太空探索过程中尘埃和挥发物对健康产生不利影响的风险	N/A	A	I	I
对机舱/栖息地进行不兼容设计的风险	C	C	C	A
宿主微生物相互作用改变对健康产生不良影响的风险	C	C	A	A
由于机上医疗能力的限制,造成不可接受的健康和任务结果的风险	C	A	A	U
出现不良行为状况和精神疾病的风险	C	C	A	U
由于睡眠不足、昼夜不同步、持续清醒和超负荷工作导致的疲劳造成操作错误的风险	C	C	C	C
由于团队内的合作、协调、沟通和心理社会适应能力不足而导致工作能力下降的风险	A	C	A	A
辐射致癌的风险	C	A	U	U
太阳粒子事件导致急性辐射综合征的风险	C	C	C	C
辐射对中枢神经系统造成急性或晚期影响的风险	A	A	I	I
辐射导致组织退化或其他健康影响的风险	A	A	I	I

注：A—可接受；C—可控；I—数据不足；U—不可接受；HRP—人类研究项目；
ISS——国际空间站；N/A—不适用。

研究评级类别（NASA 完整定义，2013c）侧重于有证据地表明该设计参考任务将在多大程度上能满足维持工作人员健康和表现或有效控制风险的现有标准（NASA，2013c）。

2.2　健康标准

使用健康标准保护从事特定工作或活动的个人并非太空探索活动所独有。标准是用于执行某种活动或定义某产品、事物属性的要求、规范或约定。政府长期以来一直采用健康标准来保护工人的福利（见第 4 章）。在职业环境中，健康标准在被用于指导设计、研究和工程活动时，通常具有以下核心功能：

（1）**保护工人**。健康标准通常以允许的限值或性能标准形式，限制工人接触有害物质的持续时间，或设定工人需要保持的健康或表现水平。例如，美国职业安全与健康管理局（OSHA）对各种工作场所和行业的危险都设定了监管限值（OSHA，2013）。

（2）**激励设计与创新**。健康标准建立了工程师、研究人员和其他人在设计和创新中所追求的规范。在工人职业危害防护控制体系中，首选的解决方案是消除职业危害。如果这不可能，那么就需要一个可被用于工作环境中的工程、设计或其他角度的解决方案，这样就不需要工人单独采取行动从而避免风险。例如，个人可能需要记住时间安排表来限制自己被暴露在风险下的时间（这是一种行政控制），或个人在工作中需要戴上手套和呼吸保护装置（这是一种个人防护设备控制）。健康标准为任务设计开发期间的工程或操作解决方案提供了目标，健康标准还为航天飞行规则提供指导，以便在任务期间被贯彻执行。

（3）**明确职业要求**。健康标准也可以作为某项特定工作的透明标准，以便未来工人和雇主对工作要求有一个明确的了解。在这方面，健康标准有助于确保每个人从一开始就知道职业的健康标准且所有标准都符合要求。本章稍后将讨论适用于航天员的健康标准。

（4）**对机构产生信赖**。健康标准也在协作人类活动中发挥着稳定作用。例如，太空探索需要大量的物资和基础设施，其中大部分来自联邦资金。由于航天员没有应征入伍，这也要求个人自愿加入航天员队伍并同意参加航天飞行任务。这份赞助的管理在某种程度上就是确保各机构间谨慎、称职地行事，并对参与合作的人给予应有的尊重。

2.2.1 航天飞行的健康标准

为了保护航天员的健康和安全，NASA 制定了《载人航天系统标准》（简称为健康标准），如 NASA 健康标准：航天员健康（2007）和 NASA 关于人类因素、居住能力和环境健康的健康标准（2011），旨在为航天员提供"健康和安全的环境，并在航天飞行任务所有阶段为航天员提供健康和医疗服务"（NASA，2007，第 8 页）。这些标准包括对飞行前、飞行中和飞行后航天员健康问题的考虑，主要有两卷，第 1 卷：航天员健康，第 2 卷：人类因素、居住能力和环境健康［NASA，2007、2011 年 b）（见 NASA 健康标准：航天员健康（2007）和 NASA 关于人类因素、居住能力和环境健康的健康标准示例（2011）］[①]。NASA 的健康标准分为以下三类。

（1）工作适应性标准。这些标准可根据一般人群年龄和性别的标准值，为特定参数（如有氧能力）提供"最小可测量能力或容量"（NASA，2007，第 17 页）。

（2）太空允许暴露限值。这类标准规定了航天员在执行任务期间被允许暴露于太空的限值，该限值是在给定时间范围内，通过将实验物体暴露在可量化限值的物理或化学试剂中然后测量得到的。

（3）允许结果限值。这些标准参考了生物学参数或临床参数的评估，概括了可允许的最大减少量和变化范围（如骨密度）（NASA，2007）。

这些健康标准在 NASA 合同、计划和其他文件中被引用为技术要求；"对于强制性要求用'shall'表示，对于事实陈述及说明性内容用'is'，对于许可用'may'或'can'表示。对其内容进行修正与删改的目的，

---

① NASA 健康标准由 NASA 用于工程和安全任务保障的相关文献进行补充，包括人体集成设计手册、NASA 航天器最大准许浓度表，以及 NASA 航天器水接触指南。

在于使其能适用于由NASA首席健康和医疗官批准的特定的计划和项目（NASA，2007，第9页）。

NASA 制定了一套囊括多方面航天任务的健康标准，该机构还为每一次航天飞行任务编制了更详细的文件，包括航天员健康运行纲要文件和医疗运行要求文件（NASA，2007）。

2.2.2 NASA 健康标准：航天员健康（2007）

1. 有氧能力标准

（1）航天员在飞行前最大有氧能力值（VO_2 最大值）应达到或高于其年龄和性别的平均值（表2–3）。

（2）应通过策略或工作情况将航天员飞行中的有氧能力值维持在其飞行前的75%或以上，策略包括直接或间接措施。

（3）在飞行结束后的恢复过程中，航天员的 VO_2 最大值应达到或高于其年龄和性别的平均值（表2–3）。

表 2–3   最大有氧功率的第50个百分位值（$mL \cdot kg^{-1} \cdot min^{-1}$）

年龄/岁	男性	女性
20～29	43.5	35.2
30～39	41.0	33.8
40～49	38.1	30.9
50～59	35.2	28.2
＞60	31.8	25.8

2. 感觉运动功能标准

（1）航天员在飞行前的感觉运动功能应在其年龄和性别的正常值范围内。

（2）对于航天员在飞行中的感觉运动标准，应以任务相关的高风险活动性质为指导并用与任务对应的特定指标进行评估。

（3）感觉运动功能的每个指标的限值都应由实际操作定义。

（4）应采取措施使航天员的工作能力维持在正常水平。

（5）航天员在飞行结束后进行的康复运动，旨在恢复其基本的感觉运动功能。

3. 行为健康与认知标准

（1）航天员在飞行前、飞行中和飞行后的行为健康和认知状态均应在临床心理评估的可接受范围内。

（2）航天员的认知状态在任务结束后应恢复到飞行前的状态。

（3）飞行任务结束后，航天员的行为健康应恢复到可以重新工作、与家人生活、承担社会责任。

（4）应严格限定任务完成的时间及睡眠时间，以确保航天员的身体健康和安全。

4. 血液和免疫功能标准

（1）航天员在飞行前的血液/免疫功能应在为普通人群制定的健康标准范围内。

（2）在航天员飞行过程中，应采取相应措施通过直接或间接手段将其血液和免疫功能标准维持在正常范围内。

（3）应采取对策和监测措施确保航天员血液和免疫功能值在临界值（表示血液和免疫系统严重故障且达到临床发病率水平）之外。

（4）在飞行结束后，航天员的血液/免疫功能应恢复到其飞行前的水平。

5. 营养标准

（1）应评估航天员在飞行前的营养状况并弥补缺陷。

（2）航天员在飞行中的营养素摄入量应不低于其营养素需求量的90%，营养素需求量可根据个人的年龄、性别、体重（kg）、身高（m）和活动系数（1.25）计算得到。

（3）对航天员的食物摄入进行营养规划的目的是使其身体质量和组

成能保持在飞行前的 90% 以上。

（4）在飞行结束后，航天员的营养评估水平应恢复正常。

6. 肌肉力量标准

（1）航天员在飞行前的肌肉力量和功能应在其年龄和性别的正常值范围内。

（2）航天员在飞行过程中，应采取应对措施使其肌肉力量标准保持在正常水平的 80% 或以上。

（3）在飞行结束后，航天员的肌肉力量水平应恢复正常。

7. 微重力致骨矿物损失的标准（以测量得到的 T–Score 为标准）

（1）航天员飞行前由骨量双能 X 射线吸收仪（DEXA T）测量得到的评分不得低于 –1.0（低于平均骨密度的标准差）。

（2）采取应对措施保证飞行中航天员的骨量在规定范围内。

（3）在飞行结束后（任务结束后），航天员的骨量 DEXA T 评分不得低于 –2.0（低于平均骨密度 2.0 sd）。

（4）在飞行结束后，航天员的骨量应恢复至其飞行前的标准值。

8. 接触太空辐射的标准

（1）接触的辐射量不应超过能致癌并引发死亡的辐射量（REID）的 3%。

（2）NASA 应通过预测对风险的不确定性进行评估，确保其不会超过该风险值置信水平的 95%，从而有效控制航天员在职业生涯中受到的辐射量（以 Sievert 为单位）。

（3）太空探索任务可接触的辐射量由 NASA 根据美国国家辐射防护委员会（NCRP）的建议确定。

（4）计划辐射量不得超过表 2–4 中规定的短期限值。

（5）对于整个飞行过程应采用 ALARA（尽可能低的且合理可实现）原则。

表 2-4　短期或职业非癌症效应的剂量限值（以 mGy-Eq 或 mGy 为单位）

器官	30 天的限值	一年的限值	职业限值
晶状体	1 000 mGy-Eq	2 000 Gy-Eq	4 000 Gy-Eq
皮肤	1 500 Gy·Eq	3 000 Gy·Eq	4 000 Gy·Eq
BFO	250 Gy·Eq	500 Gy·Eq	不适用
心脏[①]	250 Gy·Eq	500 Gy·Eq	1 000 Gy·Eq
CNS[②]	500 Gy·Eq	1 000 Gy·Eq	1 500 Gy·Eq
CNS[③] （Z>10）		100 mGy	250 mGy

注：BFO—造血器官；CNS—中枢神经系统；RBE—相对生物学效应；每项标准的支撑信息和基本原理见 NASA-STD-3001（NASA，2007）附录 F "人类航天飞行健康标准的基本原理"。

① 心脏可接受的辐射量限值是心肌和邻近动脉的辐射量限值的平均值。

② 中枢神经系统可接受的辐射量限值由海马体（大脑中被认为是感情和记忆中心的部分）的可接受辐射量计算得到。（NASA，2007）。

③ 推行的晶状体限制旨在防止早期（小于 5 年）严重白内障（太阳粒子事件）。对于亚临床白内障，即便宇宙射线剂量较低，也会导致额外的白内障风险，这种情况在长潜伏期（大于 5 年）后可能发展为严重类型，对此现有缓解措施无法预防；但是，这些风险被认为是项目可接受的风险。

9. NASA 关于人类因素、居住能力和环境健康的健康标准示例（NASA，2011）

（1）物理特性和能力。有氧能力（4.9）：个人的有氧能力决定了在给定工作水平上完成任务的能力，如 NASA-STD-3001 第 1 卷所述，通过设计为工作人员提供一个可操作的系统。

（2）感知与认知。情况感知（SA）（5.2.2）：SA 是指了解当前情况，根据目标对其进行评估并预测其未来的演变过程。对系统的设计应确保其能为航天员提供高效执行任务所需的情况感知，并可针对航天员能力和任务需求进行相应的维护。

（3）自然环境和诱导环境。大气数据记录（6.2.6.1）：对于每个独立的可居住隔间，系统应自动记录压力、湿度、温度、PPO_2 和 $PPCO_2$

数据。

（4）可居住性功能。直立不耐受对策（**7.4.5**）：当航天员从微重力环境过渡到重力环境时，该系统应提供对策缓解直立不耐受对其的影响。

（5）建筑。相符的环境（**8.2.2.2**）：在微重力环境下，应在局部垂直方向建立系统。

（6）航天员交流。专用音频通信（**10.5.3.9**）：系统应向航天员提供与地面通信使用的专用音频设备。

（7）宇航服。宇航服平衡压力（**11.1.3.2**）：宇航服在达到设定的平衡压力后应能将压力保持在 0.1 psi（0.689 kPa）以内。

2.2.3　制定和更新 NASA 的健康标准

NASA 的健康标准由 NASA 的首席健康和医疗官办公室（OCHMO）制定和维护，该办公室还负责向 NASA 局长汇报制定好的健康标准（NASA，2013d）。对于这些标准的执行，在 NASA 政策指令 8900.5 中已有陈述，其中明确了 NASA 的政策是"为航天员提供一个健康和安全的环境，从而实现成功的太空探索"，而 OCHMO 则负责制定和维护航天健康和医疗标准（NASA，2011a，第 1 页）。OCHMO 在制定和维护这些标准时都会遵循一个职业健康模型，该模型为工人设定了危险接触限值和健康标准。

无论是新建还是修订健康标准，这样的请求都将被提交给 OCHMO，由它决定是否需要组建一个健康标准制定小组。NASA 的办公室，包括航天员办公室[①]在内，都可以提出对健康标准进行修订的请求。健康标准的研究制定团队由 NASA 的内部专家组成，有时也会有一些外部专家（NASA，2012a）。如果 OCHMO 决定对现有标准进行修订或制定新标准，那么标准研究制定小组的首要任务便是审查现有的科学和临床依据，以及"阿波罗"号宇宙飞行无人太空实验室任务、"和平"号空间站航天飞行任务和国际空间站等任务的数据和经验。然后，该小组起草（或修订）

---

　　① 航天员办公室由航天员军团成员（航天员及预备航天员）、行政人员和工程支持人员组成，为安全审查、工程测试、项目开发、公共和教育宣传提供支持，同时和地方政府及外部展开合作（NRC，2011）。航天员办公室主任向任务运行主任汇报。

标准草案，由 OCHMO 审查并决定是否需要外部技术审查（NASA，2007、2012a）。在审查结束之后，OCHMO 会将修订或制定的新标准提交给 NASA 医疗政策委员会，由其决定是否向负责最终批准的首席健康和医疗官推荐该标准（NASA，2012a；Liskowsky，2013）。2007 年，一份由 NASA 委托的 IOM 报告评估了健康标准的制定过程，并概述了标准制定的原则，认为制定任何标准，都应做到有据可循、公开透明，不但要白纸黑字地公之于众而且要保持实时更新（IOM，2007）。

与 NASA 所有标准一样，健康标准也是每 5 年审查一次（NASA，2012a）。如果新的研究数据或临床表现说明对健康标准有审查的必要，则健康标准可随时被审查（NASA，2012a）。NASA 做出的审查决定通常包括来自外部组织的审查结果，如美国国家毒理学研究委员会对空气污染物接触指南进行审查以及 IOM 会对人类研究计划的证据报告进行审查（NRC，2008；IOM，2014）。NASA 的人类系统风险委员会也会监测每种健康风险的状态。

NASA 的健康标准适用于 NASA 所有的载人航天计划，包括长期探索性任务（NASA，2007）。NASA 的标准解决了"人类系统会在适应或暴露于微重力下时表现出特殊的脆弱性"等方面的问题（NASA，2007，第 10 页）。但在本报告的后部分（见第 5 章和第 6 章），我们会看到健康标准也同样可以被用于解决一系列太空探索任务时产生的道德问题。正如 2007 年 IOM 在报告中所指出的那样，"制定航天飞行健康标准的挑战在于确定一个可接受的风险水平，即在不影响任务成功的前提下，通过科学或医学手段为航天员提供最大可行的保护，从而保证航天员的健康与安全，使其免受任务风险伤害。由于涉及新的运载工具、更长的持续时间、与地球更远的距离以及新的太空环境，太空探索任务正变得越来越复杂，制定健康标准也面临着越来越大的挑战"（IOM，2007，第 5 页）。IOM 报告指出健康风险方面的数据不足，并强调需要对风险的有限数据和经验数据进行定量评估（IOM，2007）。

2.2.4　NASA 的任务成员选择和医疗认证标准

除航天健康标准外，NASA 还制定了许多其他标准，明确了航天员

选择的健康标准及健康和医疗筛查、评估、鉴定和年度体检证明的参数
（NASA，2012a）。除了满足规定的标准外，参加 NASA 航天员候选计划
的申请人还必须完成长时间的航天飞行实验并满足一系列要求，包括远
距离视物要求，每只眼睛的视力可被矫正为 20/20（"允许对眼睛进行屈
光手术，在手术后至少一年没有永久性的后遗症"），坐姿血压低于 140/90
和具体身高要求（NASA，2013a）。

　　一旦进入该项目，航天员每年都要接受体检和筛查。NASA 医学委
员会将根据具体情况考虑对年度认证医疗标准的豁免，以确定健康状
况恶化的航天员是否可以继续工作（NASA，2009a）。豁免仅用于解
决个别航天员风险状况的特定问题，但不适用于任务风险不可接受的
情况。

2.3　总结与建议

　　NASA 有详细的风险管理程序，可适用于工程、安全和健康方面的
工作。对于是否允许风险水平超过 NASA 的健康标准这一问题，做出决
定的关键在于要确定当前的健康标准是否反映出与航天相关的人类健康
安全风险的最新数据。委员会认为对于 NASA 来说，阐明评估新任务的
标准并明确新标准的使用过程，从而确保健康标准的评估、实施和潜在
修订完全符合本报告中所概述的道德准则是非常重要的。NASA 的现行
政策明确规定了制定新标准或修订现行标准的行政程序和批准级别。一
般情况下，对健康标准每 5 年审查一次，但如果新的研究数据或临床信
息表明健康标准存在更新审查的必要，那么这种审查就可随时进行。然
而，委员会认为，应向公众提供更多与决策标准、程序和道德准则应用
相关的信息。

建议 1：扩大启动和修订健康标准的政策

**NASA 应确保有关健康标准的政策详细说明了启动健康标准制定或
修订的条件或情况（以及相关优先事项），并明确指出这些政策又是如
何完全符合本报告中概述的道德准则的。**

参考文献

［1］ Dezfuli, H. 2013. Evolution of risk management at NASA and the philosophy of risk acceptance. Power Point presented at the second meeting of the Institute of Medicine Committee on Ethics Principles and Guidelines for Health Standards for Long Duration and Exploration Spaceflights. Washington, DC, July 25. http://www.iom.edu/~/media/ Files/Activity%20Files/Research/HealthStandardsSpaceflight/2013－JU L－25/Panel%201%20－%20Dezfuli.pdf (accessed October 18, 2013).

［2］ FERC (Federal Energy Regulatory Commission). 2013. Risk-informed decisionmaking. http://www.ferc.gov/industries/hydropower/safety/initiatives/ riskinformed-decision-making/about. asp (accessed February 19, 2014). INSAG (International Nuclear Safety Group). 2011. A framework for an integrated risk informed decision－making process. INSAG－25. http://www.pub.iaea.org/MTCD/publications/PDF/Pub1499_web.pdf (accessed February 19, 2014).

［3］ IOM (Institute of Medicine). 2007. Review of NASA's spaceflight health standards-setting process: Letter report. Washington, DC: The National Academies Press.

［4］ IOM. 2008. Review of NASA's Human Research Program evidence books: A letter report. Washington, DC: The National Academies Press.

［5］ IOM. 2014. Review of NASA's evidence reports on human health risks: 2013 letter report. Washington, DC: The National Academies Press.

［6］ IOM (Institute of Medicine) and NRC (National Research Council). 2006. A risk reduction strategy for human exploration of space: A review of NASA's Bioastronautics Roadmap. Washington, DC: The National Academies Press.

［7］ Liskowsky, D. R. 2013. NASA health standards. Power Point presented at the first meeting of the Institute of Medicine Committee on Ethics

Principles and Guidelines for Health Standards for Long Duration and Exploration Spaceflights. Washington, DC, May 30. http://www.iom.edu/~/media/Files/Activity%20Files/Research/HealthStandardsSpaceflight/David%20Liskowsky.pdf (accessed November 8, 2013).

［8］NASA (National Aeronautics and Space Administration). 2005. Bioastronautics roadmap: A risk reduction strategy for human space exploration.

［9］NASA/SP－2004－6113. http://humanresearchroadmap.nasa.gov/into/BioastroRoadmap.pdf (accessed December 4, 2013).

［10］NASA. 2007. NASA space flight human system standard. Volume 1: Crewhealth. NASA－STD－3001. https://standards.nasa.gov/documents/detail/3315622 (accessed December 4, 2013).

［11］NASA. 2008a. Agency risk management procedural requirements. NPR8000. 4A. http://nodis3.gsfc.nasa.gov/npg_img/N_PR_8000_004A_/N_PR_8000_004A_.pdf (accessed December 4, 2013).

［12］NASA. 2008b. Spacecraft maximum allowable concentrations for airborne contaminants. JSC－20584. http://www.nasa.gov/centers/johnson/pdf/485930main_SMACsGuidelines.pdf (accessed December 6, 2013).

［13］NASA. 2008c. Spacecraft water exposure guidelines (SWEGs). JSC－63414. http://www.nasa.gov/centers/johnson/pdf/485931main_SWEGsGuidelines.pdf (accessed December 6, 2013).

［14］NASA. 2009a. NASA aviation medical certification standards. OCHMO110902. 2MED. http://www.nasa.gov/pdf/620882main_Av_med_cert_std_OCHMO_110902_2MED.pdf (accessed December 6, 2013).

［15］NASA. 2009b. Human exploration of Mars: Design reference architecture 5.0.

［16］NASA/SP－2009－566.　http://www.nasa.gov/pdf/373665main_NASA－SP－2009－566.pdf (accessed January 8, 2014).

［17］NASA. 2010. Human integration design handbook (HIDH). NASA/SP－2010－3407. http://ston. jsc.nasa.gov/collections/trs/_techrep/SP–

2010–3407.pdf (accessed December 6, 2013).

[18] NASA. 2011a. NASA health and medical policy for human space exploration.

[19] NPD 8900. 5B. http://nodis3. gsfc.nasa.gov/npg_img/N_PD_8900_005B_/N_PD_8900_005B_main.pdf (accessed December 4, 2013).

[20] NASA. 2011b. NASA space flight human system standard. Volume 2: Human factors, habitability, and environmental health. NASA−STD−3001. https://standards.nasa.gov/documents/detail/3315785 (accessed December 4, 2013).

[21] NASA. 2011c. NASA system safety handbook: Volume 1, System safety framework and concepts for implementation. SP−2010−580. http://www.hq.nasa.gov/office/codeq/doctree/NASASP2010580.pdf (accessed October 22, 2013).

[22] NASA. 2012a. NASA health and medical requirements for human space exploration. NASA Procedural Requirements 8900. 1A. http://nodis3.gsfc.nasa.gov/npg_img/N_PR_8900_001A_/N_PR_8900_001A_.pdf (accessed December 5, 2013).

[23] NASA. 2012b. Standards and technical assistance resource tool (START). https://standards.nasa.gov (accessed December 6, 2013).

[24] NASA. 2013a. Astronaut candidate program. http://astronauts.nasa.gov/content/broch00.htm (accessed December 6, 2013).

[25] NASA. 2013b. Human research program evidence. http://humanresearchroadmap.nasa.gov/evidence (accessed October 22, 2013).

[26] NASA. 2013c. Human research program requirements document, Revision F. HRP−47052. http://www.nasa.gov/pdf/579466main_Human_Research_Program_Requirements_DocumentRevF.pdf (accessed October 18, 2013).

[27] NASA. 2013d. NASA organizational chart. http://www.nasa.gov/about/org_index.html#. Up−YeMRDt8F (accessed December 4, 2013).

［28］NASA. 2013e. Asteroid redirect mission and human spaceflight. Presentation to the National Research Council Committee for Study on Human Spaceflight Technical Panel, June 19. http://www.nasa.gov/ pdf/756678main_20130619−NRC_Tech_Panel_Stich.pdf (accessed January 13, 2014).

第3章　健　康　风　险

　　考虑到长期载人航天会出现的道德问题，委员会决定研究一些体现道德准则与风险决策之间博弈的健康风险。值得注意的是，压力源与健康风险会因任务的不同而不同，这主要取决于目的地的偏远程度及许多其他因素。例如，前往需要数月或数年才能返回地球的地点执行任务和前往距地球较近但需要长时间停留的地点执行任务，两者的压力源在根本上不同。尽管本书中都使用了"长期太空探索"一词，但委员会认为不同任务之间的健康风险可能会存在较大差异。

　　从这些案例，我们可以看出风险具有多样性，我们在确定未知风险、难以预料的风险对航天员健康的影响时难免会产生这样或那样的道德问题。此外，我们还可以看出 NASA、国际合作伙伴和商业公司正在使用或考虑使用的风险管理策略的范围，这些策略被用于预防和减轻健康风险。下面将简要概述与以下内容相关的问题：

- 任务执行过程中造成死亡的风险；
- 视力损害风险；
- 行为健康与表现风险；
- 骨矿物质损失的风险；
- 太空辐射的风险。

3.1　任务执行风险

　　尽管在过去的 50 年里，许多航天任务都获得了成功，但也存在一些遭遇巨大风险的航天任务。例如，"阿波罗" 11 号宇宙飞船在执行飞行任务期间，尼尔·阿姆斯特朗驾驶一个月球舱降落到月球表面，在剩余燃料不足维持 30 s 的情况下着陆（Garber 和 Launius，2005）。"阿波罗"

12 号宇宙飞船在发射后约 36 s 和 52 s 两次被闪电击中，导致其电力供应被瞬间关闭（Molloy 和 Petrone，2013）。"阿波罗"13 号宇宙飞船在执行飞行任务期间，一个氧气罐在登月途中发生爆炸，地面人员和航天员不得不临时想办法，以便将航天员安全地送回地球（Garber 和 Launius，2005）。1997 年，补给车辆碰撞引发的火灾直接夺走了"和平"号空间站上航天员的生命（NASA，2014b）。1967 年，在佛罗里达州卡纳维拉尔角发射场的一次发射试验中，"阿波罗"宇宙飞船太空舱的舱内火灾导致 3 名航天员死亡。[①] 在 NASA 的太空计划中，共有 24 名航天员在执行任务的过程中丧生，其中包括爆炸解体的"挑战者"号航天飞机和"哥伦比亚"号航天飞机上的 14 名航天员，在训练过程中坠毁的"阿波罗"1 号宇宙飞船上的 5 名航天员（NASA，2014a）。由于推进器的本质、与地球的距离、空中灾难的即时性和着陆挑战等因素的影响，救援行动往往会受到限制。

在早期，由于缺乏实际经验，灾难性飞船事故造成的人员损失概率通常也会更高。通过使用持续风险管理系统获得经验可以有效降低预期的风险和不确定性，尽管风险系数仍然较高。例如，第一次航天飞行时航天员和飞行器损失的概率风险评估为 1/10，而第 135 次仅 1/90，航天任务造成航天员和航天器损失的总风险约为 1/46（Behnken 等，2013）。

在航天飞行任务中，计算出航天员和飞行器损失的风险便于使用概率风险评估不同的方法和平台。NASA 就为航天员候选人提供了关于任务风险的详细简报，该简报将航天任务的风险与其他高危职业、灾害性事件及战争做了对比。向委员会提供信息的航天员就强调，在他们整个职业生涯中，关于风险的沟通是彻底的、持续的。

3.2　视力损伤

视力受损是一种新定义的健康风险，下面举例说明 NASA 在当前风险框架中是如何处理这种新风险的。视力变化对航天员及其当前任务和

[①] 1967 年 1 月 27 日，航天员 Roger B Chaffee、Virgil "Gus" Grissom 和 Edward H, White Jr. 由于没有机会打开舱门，在迅速蔓延的大火中丧生（Garber 和 Launius，2005；Williams，2011）。

未来任务都有着严重且长期的影响。

3.2.1　概述和风险确定

尽管 40 多年来,航天员都会在航天飞行任务中报告其视力变化的情况(Alexander 等,2012),但视力变化却一直都被认为是暂时的、独立的现象。"和平"号空间站和国际空间站的建立使长期太空探索任务变得可行。2008 年的一份"和平"号空间站的技术报告描述了 16 名航天员中 8 名在着陆时出现椎间盘水肿,其中一份磁共振成像(MRI)报告则显示该航天员有颅内高压的迹象(Alexander 等,2012)。"和平"号空间站的环境与国际空间站相似。

与"和平"号空间站的同行相比,在国际空间站工作的航天员身上发生的视力变化更为显著和持久,该案例情况已被记录在报告中(Mader 等,2011)。这种视力变化主要是向远视的转变,也有视野中出现盲点的情况。一名航天员报告说,在执行任务期间,他需要移动头部补偿暗点才能够阅读说明(Alexander 等,2012)。在使用超声波和 MRI 对一组航天员进行飞行前和飞行后检查时,临床医生观察到这些航天员的视力出现了明显变化,如眼球变平、远视偏移、视神经水肿及视神经底部改变等(Mader 等,2011)。经过详细讨论后,他们认为视力变化与航天飞行有密切关系,即使在返回地球后,航天员晶状体的折射率变化仍然会存在。

在确定航天飞行与视觉变化相关后,NASA 迅速组织实施了飞行前和飞行后的眼部测试方案,并在 2009 年 7 月召开了一次与视神经水肿相关的峰会,该峰会汇集了太空医学专家和陆地专家并提出了研究方法(Watkins 和 Barr,2010)。峰会调查了视力改变的潜在生理原因,并建议在飞行前、飞行中和飞行后都对视力进行测试。

由于航天飞行导致的视神经变化与颅内压升高导致的视神经变化具有显著的相似性,因此这一假说被相关学者广泛探讨(Alexander 等,2012)。通过对 4 名美国航天员进行腰椎穿刺(在飞行后 12～60 天内进行一次),人们发现有 2 名航天员的颅内压力明显升高,另外 2 名航天员的颅内压力处于将升高而未升高的临界点(Alexander 等,2012)。关于视力改变原因的其他假设包括国际空间站中二氧化碳含量升高、航天员饮食中钠含量增加、阻力增加引起的液体流动、辐射和个体敏感性等（Alexander 等，2012）。

自 1989 年以来，作为飞行后视力检查的一部分，美国航天员会被问及远视或近视的改善或退化情况。在对 300 名曾进行航天飞行任务的美国航天员的信息进行汇编后，人们发现约 29% 的航天飞机航天员和 60% 的国际空间站航天员都注意到其远视和近视能力的下降，而且其中一些变化在其结束飞行后数年仍未得到解决（Mader 等，2011）。不过，除了之前曾引用过的"和平"号空间站报告外，该研究缺乏来自国际伙伴的数据。

3.2.2　风险管理：临床实践指南、监督和研究

目前，NASA 正在监测航天员的视力变化与颅内压水平，至此，对视力变化与颅内压的关系的研究已全面展开。NASA 制定了治疗航天员飞行后屈光不正的临床实践指南，其中包括根据成像研究结果和后续的测量监测结果，将视力变化程度按照 0 级（最低严重程度）到 4 级（最严重程度）进行划分。

NASA 人类研究计划机构在 2012 年发布了名为"航天飞行会诱发颅内高压和视力改变"的证据报告，该报告总结了现有研究数据，并提出了未来的研究问题（Alexander 等，2012）。该机构当前主要研究的是地面上的类似物，具体包括对仰卧和俯卧休息的正常个体的研究、对后肢悬吊的啮齿动物模型的研究以及对各种颅内压力升高和神经末梢水肿出现的病理情况的研究。其证据报告详述了需要进一步研究的四个主要课题：

（1）飞行前和飞行后眼底结构和功能变化的病因机制和危险因素。

（2）用于测量和监测颅内压力、眼部结构和眼部功能变化的合理且合适诊断工具。

（3）用于模拟航天飞行视觉损伤和颅内压力升高的地面类似物和/或模型。

（4）用于缓解飞行过程中眼部结构和功能、颅内压力变化的防治措

施（Alexander 等，2012）。

3.2.3　个体差异问题

与许多健康风险一样，个体因素（包括但不仅限于年龄和性别）可能会导致视觉表现和视力变化的某些差异。关于该风险的证据报告在结尾这样陈述道：总之，15 名年龄在 45～55 岁，曾进行过长期太空探索的航天员证实，其视觉表现和眼部结构在飞行前后会产生变化（Alexander 等，2012，第 87 页）。

3.2.4　健康标准和风险概况

NASA 还没有针对视力损害和颅内压升高制定健康标准，而且对这些标准与其相关程度（如有）也还不完全清楚（IOM，2014）。目前，在人类研究路线图（表 2–2）中，对于为期 12 个月的国际空间站任务、近地小行星任务或火星任务、以及"数据不足"的月球任务而言，这一风险被列为"不可接受"（NASA，2013）。

3.2.5　长期太空探索的问题

2013 年，Mader 及其同事对一位经历了两次长期飞行任务的航天员进行了细致研究并完成了一份报告。该报告记录了与重复太空飞行相关的渐进性视力变化，并对首飞期间的视力变化表示担忧："当航天员遭受重复太空飞行的生理压力时，可能已经为出现反复或额外的视力变化创造了条件。"（Mader 等，2013，第 249 页）。视力变化的普遍性和严重性引起了人们对受影响的航天员能否将航天器成功着陆的问题的关注。这是一个热门的研究领域，存在许多可能会影响成员选择、任务成功和航天员健康的未知因素。

本案例提出的道德问题集中于如何更好地解决各种不确定问题和未知问题，包括确定今后的监测、预防和治疗健康问题的长期责任。尽管对个体的易感性问题仍在确定，但这个案例也指出了包括妇女在内的各式人群的参与对于获得普适信息的重要性（到目前为止，所有与视力问题相关的案例都是以男性为主的）。

3.3　行为健康与表现风险

目前，NASA 已经确定了下列三种与长期太空探索相关的行为健康与表现风险：① 不良行为和精神疾病；② 由于睡眠不足、昼夜不同步、持续清醒工作和工作超负荷导致的工作失误；③ 团队内合作、沟通和协调不足以及心理适应能力不足导致的工作失误（Schmidt 等，2009；Slack 等，2009；Whitmire 等，2009）。

3.3.1　概述与风险确定

许多与长期航天飞行相关的行为健康风险证据来源于观察性证据（Aldrin，1973；Lebedev，1988；Burrough，1998；Linenger，2000），航天过程中收集的档案和观测数据（Kanas 等，2007；Stuster，2010），以及在模拟环境中进行的观测和实验研究，如极地探险（Gunderson，1974；Sandal 等，1996；Palinkas 和 Suedfeld，2008）、潜水艇（Tansey 等，1979；Sandal 等，1999；Thomas 等，2000）、太空模拟（Gushinet 等，1996；Sandal，2001；Basner 等，2013）等。"火星"500 号研究是一项为期 17 个月的独立实验研究，由四个国家共同参与，旨在为火星探索任务做准备（ESA，2011）。

虽然 IOM 报告中显示航天员遭遇行为健康问题的风险很低，但这可能是由于航天员不愿意如实报告从而导致实际发生率被低估（IOM，2001；Shepanek，2005）。Billica（2000）报告称，在 1981—1989 年，共有 89 次航天飞行任务，涉及 508 名航天员，行为健康风险的发生率约为 2.86%/（人·年）。航天员报告的最常见的行为健康问题是焦虑和易怒。从收集的数据中可以发现，NASA 平均每年有 28.84 个航天飞行任务，其中有 24 个任务中的航天员承认焦虑，行为健康风险的发生率为 0.832 左右（Slack 等，2009）。迄今为止，尚无关于任何行为紧急情况的报告（Slack 等，2009）。

在模拟环境中，行为健康问题的发生率要高得多，这反映出长时间隔绝、限制自由以及个体差异对个体的影响。例如，一项研究估计，人类在南极洲长期停留后行为健康问题的发生率约为 5.2%（Palinkas 等，2004）。

在太空中，许多因素都会导致行为健康风险和睡眠问题，包括任务持续时间（Slack 等，2009），睡眠和昼夜节律扰乱（Czeisler 等，1986；Dinges 等，1997），微重力、工作负荷、社会和环境刺激缺乏、文化和组织因素、家庭问题、个性特点等造成的生理变化（Gunderson，1974；McFadden 等，1994；Rose 等，1994；NRC，1998；Rosnet 等，2000）。对于国际空间站而言，观察到的证据（如 Stuster，2010）表明航天员和健康风险和生理变化正在不断增长。

3.3.2　风险管理：对策与研究

对于模拟及其他类型的研究已经确定了可以预防或减轻行为健康、睡眠障碍和认知风险的措施。成功实施国际空间站运作的对策包括与地面控制部门合作，心理学专家的支援服务，执行关键任务时的多层次责任感，以及对地勤人员的教育（Flynn，2005；Slack 等，2009）。现有的行为健康监测技术、社会和心理支持技术也被证明对国际空间站有效。然而，尚不清楚这些措施是否可以在通信、服务接受、对策实施可能出现延迟的较远环境中维持长时间有效。旨在缓解疲劳、个人压力和人际关系紧张的政策，如分配休假，对于维护和促进航天员的行为健康至关重要。

航天员自身也会在各种模拟情境中进行训练（包括南极洲，水下 NASA 极端环境任务（NEEMO）及冬季和山地生存计划）。训练情境包括对体能和涉及集体动态学问题的解决。

美国国家研究委员会太空生物和物理科学十年调查委员会指出，人们"需要继续研究，以确定决定航天员凝聚力、工作表现及与地面互动能力的个人、人际、文化和环境因素"（NRC，2011，第 89 页）。这样的研究可能会导致行为健康标准更高的特异性。NASA 人类研究计划正努力弥补这一领域的研究空白（见 NASA 人类研究计划的研究空白行为健康和表现风险）。

3.3.3 NASA 人类研究计划的研究空白行为健康和表现风险

BMed 1：在航天飞行任务进行之前、期间和之后，什么是增强行为健康和防止衰退的最有效方法？

BMed 2：在航天飞行任务进行之前、期间和之后，什么是预测、检测和评估行为健康下降（可能对工作表现产生负面影响）的最有效方法？

BMed3：航天员在飞行中出现的认知表现的变化主要体现在哪些方面？如果有变化，这些变化是否会持续到飞行后？如果会，又会持续多久？

BMed 4：在探索性任务中，检测和评估航天员认知能力的最有效方法是什么？

BMed 5：在孤立、受限和极端环境中，特别是在长期任务中，具有什么样的特征的个体能够成功地适应且良好地表现？

BMed 6：在航天飞行任务（包括行为健康治疗）期间，治疗个体行为健康问题的最有效方法是什么？

BMed7：在航天飞行任务中，为预防和治疗航天员身上可能出现的行为健康问题，最有效的环境改善方法是什么？

BMed8：家人、朋友和同事是如何影响航天员在航天飞行前、期间和之后的行为健康和表现的？

3.3.4 团队差异风险

团队差异 1：我们需要了解团队进行自主、长期和/或远程探索性任务时的关键威胁、指标和时长。

团队差异 2：我们需要根据团队职能的关键指标，确定一套验证方法，便于有效地监控和测量团队在进行自主、长期和/或远程探索性任务时的健康状况和表现波动。

团队差异 3：我们需要确定一套对策，以支持团队在进行自主、长期和/或远程探索性任务时的职能。

团队差异 4：我们需要确定心理措施，以用于选择最有可能在自主、长期和/或远程探索性任务中维持团队功能的个人。

团队差异 5：我们需要确定地面上的方法可以被用来准备和维持团队在自主、长期和/或远程探索性任务中的职能。

团队差异 6：我们需要确定方法来支持并确保多个分布式团队能够在长期和/或远程探索性任务中管理不断变化的自治水平。

团队差异 8：我们需要通过确定心理因素、社会心理因素、措施及组合形式，找到适合进行自主、长期和/或远程探索性任务的高效队伍。

团队差异 9：我们需要根据关键指标确定用于自主、长期和/或远程探索性任务团队职能的航天飞行可接受阈值（或范围）。

3.3.5　睡眠和认知风险

睡眠差异 1：我们需要确定一套经过验证的且最不引人注目的工具来监测和测量航天飞行的睡眠唤醒活动和相关的机能变化。

睡眠差异 2：我们需要了解睡眠丧失、昼夜不同步、长时间清醒和工作负荷过重对个人和团队行为健康和表现（包括工作表现）的影响。

睡眠差异 4：我们需要确定个体对睡眠丧失和节律扰乱的敏感性指标，从而能针对执行自主、长期和/或远程探索性任务的个体制定专门的对策方案。

睡眠差异 5：我们需要确定环境规范和操作方案，以便能在航天飞行的所有阶段中，使用光来预防和缓解由于睡眠、昼夜节律和神经行为扰乱导致的航天员和地面工作人员健康和工作表现变差的问题。

睡眠差异 6：我们需要确定在航天飞行的所有阶段中，航天员如何能最有效、最安全地使用药物来促进睡眠、警觉性和昼夜节律。

睡眠差异 8：我们需要开发个性化的调节工具来预测睡眠唤醒周期、光线和其他对策对航天员行为表现的影响，从而确定航天员在整个航天飞行期间表现最佳（和最差）的阶段。

睡眠差异 9：我们需要确定一套综合的、个性化的对策和协议来实施这些对策，以防止和/或治疗航天飞行中的慢性睡眠损失、工作负荷过重和/或昼夜节律变化。

睡眠差异 10：我们需要确定导致航天员睡眠减退和昼夜失调的航天环境和任务因素，以及他们可接受的风险水平。

注：团队差异 7 与团队差异 3 合并，睡眠差异 3 关闭，睡眠差异 7 与睡眠差异 2 合并（NASA，2014c.）。

3.3.6 个体差异问题

一些研究指出了睡眠障碍的类型和基因型差异及对应的行为后果（Van Dongen 等，2004；Landholt，2008；Kuna 等，2012），这表明对预测性生物标志物（Czeisler，2011）的确定有助于固定在飞行过程中经历睡眠后身体机能下降的航天员，从而更好地对其完成睡眠唤醒调节（Goel 和 Dinges，2012）。

在对航天员的模拟研究和调查中，被认为符合社会相容性预测的个人特征包括：低外向性和高内向性（Palinkas 和 Suedfeld，2008）、高度积极的工作性（目标导向、主动、自信）及表现力（友好，能顾及他人感受）、低负工作性（傲慢、敌意、自大、自私自利）和交流（自闭、顺从、不坚定）（McFadden 等，1994；Rose 等，1994）。

航天员在社会（如年龄、性别、文化背景）、心理（成就需要、攻击性、自主性）及其他特征（入队休闲活动的兴趣）方面的异质性也可以用于预测成员的凝聚力和冲突、团队决策差异及危机应对差异（NRC，1998、2011；Kanas 和 Manzey，2008；Kanas 等，2009）。

3.3.7 健康标准与风险概况

根据 NASA 人类研究路线图可知，对于国际空间站任务和月球任务而言，不良行为问题和精神疾病风险已被确定为"受控"，对于近地小行星任务，不良行为问题和精神疾病风险是"可接受"的，而对于火星设计参考任务，二者均被确定为"不可接受"（见表 2-2；NASA，2013）。与疲劳相关的工作失误风险在四个设计参考任务中都被认为是"受控的"。与团队差异相关的第三类风险在月球设计参考任务中被认为是"受控的"，在其余三个设计参考任务中则被认为是"可接受的"。对于近地小行星任务和火星任务来说，任务持续时间和与地球的距离是主要的压力因素。NASA 还制定了行为健康和表现的健康标准以期解决所有风险［见 NASA 健康标准：航天员健康（2007）］。

认知和精神评估以及筛选标准已被用于航天员的初次选拔及年度航天员再认证的医学检查。此外，国际空间站的合作机构还详细地制定了精神认知和行为健康的标准评估程序及随访程序。

3.3.8　长期太空探索的问题

现有政策很少与长期隔离和个人自由限制有关，美国国家科学基金会的极地项目部要求所有在南极阿蒙森－史葛站和麦克默多站过冬的人员参加一个由民间承包进行的精神评估。美国南极计划还限制了个人在同一站点停留的连续季节（如夏季和冬季）的数量，一般要求工作人员要么在下一年或同一年的其他时间去另一个站点，要么回家等待下一个季节的到来。

航天员需要充分了解的是，个人和人际问题在地球上和短期任务中很少被人关注，但在长期隔绝和封闭环境中，这些问题就会在临床和实操上具有重要意义。

虽然人们很了解如何控制短期飞行中由疲劳造成的失误风险，但对于远程任务的长期压力源来说，还有许多事情有待进一步了解。这些任务一旦需要自主操作，就将改变航天员执行任务的方式，从而会使航天员更易受疲劳导致的工作失误的影响，同时也会使相关工作人员的活力和凝聚力受到挑战。

人们在考虑这些风险时提出的道德问题包括：任务成员选取标准的适当性（如遗传、性别和文化差异）、知情决策的必要性、航天员的个人隐私以及了解航天飞行所致影响的挑战。然而，与人类表现的其他领域一样，临床心理学领域仍然存在很大的不确定性，这些不确定性与人们根据个体特征预测个体行为或群体行为的能力有关，在隔绝和封闭环境中更是如此（Palinkas 和 Suedfeld，2008）。事实证明，临床评估在"筛选"不适合在这种环境中生活和工作的个体方面表现得更为成功；然而，研究表明，它们在"筛选"最适合此类任务的个体方面发挥的效用较小（Grant 等，2007）。同样，由于特殊环境的影响，那些适用于地球和国际空间站等长期探索性任务的有效对策仍备受争议（Shepanek，2005）。与其他健康问题一样，在制定这些任务的道德准则时必须考虑到在面临不确定性时采取何种做法的可行性和可取性。

3.4　骨质脱钙

在微重力条件下的骨质脱钙反应可以表征相关健康风险的多个参数。那么，NASA 是如何评估、研究和管理这些风险的，而对策制定与工程系统之间的相互作用关系又是如何的呢？

3.4.1　概述与风险识别

在微重力条件下发生的骨质脱钙现象已为人们所认可且被深入研究，但其产生原因至今仍然是个谜。微重力环境下的骨质脱钙现象与地面上的骨质疏松现象有一定的相似之处，但对于二者具体的相似点和不同点人们仍然了解得不够透彻。

一般情况下，骨骼会根据外部负荷变化进行重塑，当外部负荷变强时，骨骼会变强，当外部负荷变小时，骨骼会变弱，人每年会更新 1/10 的骨骼（Sibonga，2008b）。在微重力环境中，骨骼和肌肉的负荷较低，骨密度损失率每月为 1%～1.5%。而女性绝经期被认为是骨密度快速下降的时期，女性在绝经期开始的第一个 10 年内每年的骨密度损失率仅为 2%～3%（Sibonga 等，2008b）。骨质脱钙的主要原因是由于骨骼吸收能力降低，钙质被释放到血液中，并经由肾脏排出。

3.4.2　风险管理：对策与研究

航天飞行过程中的骨质脱钙与临床问题（如骨质疏松症、代谢性骨病）、人类和动物模型、监测方法（如生化标记、超声波和双能 X 射线吸收仪扫描）及各种为航天员开发和实施的应对措施（药理学、饮食和运动）有明显的重合之处（Sibonga 等，2008a、b）。然而，对于微重力的影响，尤其是长期处于微重力条件下的影响还有待进一步了解。

由于饮食影响，微重力条件下的钙质流失会加剧。营养不良（空间性厌食症）、缺乏维生素 D、食物钠含量较高（增加肾尿钙浓度）以及氨基酸的特定组成都是钙质流失加剧的原因，上述问题可通过饮食调理加以解决（Smith 等，2012）。

应对措施包括有氧运动和阻力训练、营养和维生素 D 补充、药物制剂（如双磷酸盐）摄入。最近进行的大部分研究都要求空间站上的航天员将最佳营养（充足的摄入、低钠膳食、氨基酸平衡）、维生素 D 补充和运动计划结合起来（Smith 等，2012）。这些相对有效的应对措施可以加快骨骼形成，维持骨密度，使骨细胞更新速率增加。在太空环境中，人们难以对用于更年期（女性）和衰老期（男性和女性）减缓钙质流失的药物进行研究。骨骼的强度和骨骼断裂的风险与骨量和骨结构有很大关系，新生成的骨质沉积会改变骨结构（Sibonga 等，2008b）。此外，钙质转换增加可能会增加人患肾结石的风险，[①]对此可通多饮用更多的水来稀释钙浓度并降低该风险。

因此，骨质脱钙会在任务期间和任务后给单个航天员带来风险，而由骨质损失导致的骨折则会给整个任务带来风险。在几个国际空间站任务期间，人们对 13 名航天员进行了综合测试，发现其新骨的形成增加（对应的吸收量没有减少）且骨质整体维持平衡（Smith 等，2012）。

尽管对骨质脱钙了解得不够深入，但有一点还是得到了大家的认可，即需要找到一种能够在微重力条件下监测骨质健康的简单且无损伤的方法。NASA 人类研究计划的证据报告也说明了该健康问题在研究过程的不足之处（Sibonga 等，2008a、b）。

3.4.3　个人差异问题

骨质脱钙方面的个体差异如此之大，以至于由于性别或其他敏感因素造成的差异统统被掩盖。至今还没有一个能用于理解个体差异变化范围的预测或解释模型。

3.4.4　健康标准和风险概况

对于国际空间站或近地小行星的飞行任务，由于骨质脱钙导致骨折

---

① 2009 年夏天，一种新型的尿液处理装置（允许水回收的关键装置）在国际空间站发生故障，这是一种意料之外的环境支持系统风险。风险成因最终可追溯到尿液中的钙沉淀，该过程与肾结石形成的生物过程惊人地相似（Smith 等，2012）。

的风险被归为"受控"，对于月球和火星的飞行任务，这种风险则被归为"可接受"（表 2-2）。在四个设计参考任务中，由于航天飞行导致的早发性骨质疏松症被认为"可接受"（表 2-2）。NASA 已制定了一项钙质损失标准以解决上述两种风险。

3.4.5　长期太空探索的问题

一个未知的变量是人们尚不清楚航天员在长期任务期间骨质损失率是否与短期（6 个月或更短）任务中观察到的骨质损失率一致，骨质损失率是否会维持稳定，或骨质损失率是否会随着时间的延长而增大。对于骨质损失的长期影响毋庸多言，人们知之甚少的是与绝经和年龄增加相关的骨质疏松症都会增加骨折风险（主要是髋部、脊椎和手腕）。虽然从理论上来说，骨质损失会增加长期飞行任务中骨折的风险，但是该情况从未发生过，尽管该情况可能会使飞行任务不成功，或影响航天员未来的身体健康。

现职航天员和参与纵向健康研究的航天员的骨密度一直被人们仔细地监测。在国际空间站的飞行中，航天员进行了一系列锻炼，他们的膳食也是为保持骨骼密度而定制的。在航天员每次结束飞行任务后，人们都会对其骨骼进行扫描，检查骨质损失程度，并推荐对应的恢复方案（药物或物理）。航天员需要及航天飞行后恢复的主要目的是将骨量水平恢复到飞行前的基准线（NASA，2007）。

长期探索性着陆航天飞行任务，如火星任务可能会使航天员面临比长期停留国际空间站更多的风险。目前设想的这种探索性任务包括一段时间的微重力作用，着陆时受压力作用，火星重力作用（地球重力的37.5%，NASA，2014d），从火星起飞时受压力作用，再次受微重力作用，最后着陆在地球时会再次受到压力作用。目前，我们对火星探索任务期间，微重力是如何导致骨质损失或骨折的具体过程基本上是一无所知。

与该风险相关的一系列道德问题也被提出，包括任务成员选择的潜在影响，长期监测航天员身体健康的责任，平衡该风险与其他风险之间的利害关系，确保航天员有决策的知情权。

3.5　辐射接触

对于 LEO 的航天任务来说，其主要辐射来源于太阳风暴。对于 LEO 以外的航天任务，银河系辐射则是一个重大的健康问题，高度的辐射接触（如在太阳风暴期间）可能会导致急性效应，包括疲劳、恶心和呕吐。长期受到辐射照射会增加患癌、组织退化和白内障的风险，同时也会对中枢神经系统、心血管系统、免疫功能和视力有潜在影响。

3.5.1　概况与风险识别

NASA 从将航天员送入太空那一刻起就认识到了潜在的辐射风险。目前，人们正在进行一个从事辐射项目的研究，该项目由一些独立组织资助（见关于辐射限值的选定报告概述）。

3.5.2　关于辐射限值的选定报告概述

（1）**美国国家研究委员会（NRC，1967），《载人航天中的放射性因素》**。工作组的重点是确定"辐射照射数小时至 1 个月内人体出现的急性或早期机能下降（早期反应）"；"由于累积辐射导致航天员在长期飞行过程中出现身体机能下降（对血液生成系统的渐进性损伤）"和"晚期辐射反应的概率"（NRC，1967，第 244 页）。

（2）**NRC（1970），《系统的空间任务和飞行器涉及研究的辐射防护指南和限值》**。NRC 委员会注意到，风险效益决定取决于"大部分一般、具体且科学的主观判断是否由最了解国家空间计划目标的人负责"（NRC，1970，第 3 页）。报告指出了航天器设计和任务规划的具体限值。NRC 委员会的最终建议包括一套避免急性反应的短期指南以及"主要参考风险"的概念，以限制人们暴露在"辐射水平诱发肿瘤概率增加"的环境中的时间。他们估计照射量约为 400REM，患癌风险为 2.3%。然而，他们还指出，接受行星任务所受到的辐射风险要比接受空间站任务所受的辐射风险高，这一点看上去似乎既现实又实际。

（3）**美国国家辐射防护和测量委员会（NCRP）报告 98，《太空任**

务中受到的辐射指南》（1989）。除了建议通过短期限制人员接触以减少急性反应外，该报告还指出癌症是主要的风险，职业限制被设定为限制致命癌症的风险。根据与其他危险职业的比较，该报告将终生癌症死亡率的风险限制在 3%，同时它也是首个考虑到年龄和性别的报告。

（4）NCRP 报告 132，《低地球轨道任务辐射防护指南》（2000）。NCRP132 认为应使用危险职业的死亡率数据作为太空任务相关辐射限值的基础，但同时又赞同 3%的癌症死亡风险，这与地面受辐射照射的工作者的标准一致。该报告还明确阐述了量化辐射限值时的不确定性："众所周知，风险评估是一个困难的工作，其中存在很多误差源，因此不确定性……考虑到这些不确定性的严重性，应先尽可能保守地估计辐射量和辐射限值，然后在有更精确的信息时，再对其进行修正"（NCRP，2000，第 146－147 页）。报告 132 明确指出，NCRP 任务值评估了 LEO 任务的风险："在 NCRP 第 98 号报告（NCRP，1989）中，人们对月球和火星任务期间的辐射照射量进行了估计，正因为这一点，一些人认为该报告中关于辐射量的限值不仅适用于低轨道飞行任务，也适用于所有太空飞行任务。但事实并非如此，因为该限值仅适用于低轨飞行任务。本报告中的指南也仅适用于估计低轨道飞行期间的辐射量，而后续的 NCRP 报告将对其他情况进行处理"（NCRP，2000，第 2－3 页）。

（5）NCRP 报告 153，《为低地球轨道以外的太空任务提出防护建议时所需的信息》（2006）。"本报告的目的是确定提出 LEO 以外的太空任务辐射防护建议所需的信息，而目前的太空辐射指南只适用于近地天体任务，不适用于近地天体以外的任务。"（NCRP，2006，第 1 页）

（6）NRC（2012a），《针对辐射导致航天员患癌症风险的 NASA 模型的技术评估》。NRC 委员会没有讨论辐射限值是否合理的基本假设，而是详细研究了用于计算风险的模型的组成要素，他们发现该模型与通常被用于量化辐射风险的通用方法一致。

（来源：NRC，1967、1970、2012a；NCRP，1989、2000、2006）

目前，NASA 标准中的职业限值旨在控制航天员的辐射照射量不超过致癌死亡所需照射量的 3%（即防止与任务相关的辐射量造成额外的患癌风险）。风险和寿命接触限值可以解释为：如果 100 名航天员在辐射上限照射下，仅 3 人会死于由辐射导致的癌症。患有辐射诱发癌症的航天员的平均寿命预计比未患辐射诱发癌症的航天员少 12～16 年（NASA，2007）。

1990 年，NASA 同意接受 NCRP 报告 98 的建议，将航天员的生命危险概率限制在 3%，并将其写入 1995 年 NASA 健康标准当中。1995年的标准以 REM[①]表示了与性别、年龄、辐射量限值相关的允许照射极限，该极限值与辐射引发死亡（REID）风险的 3%一致（如：35 岁男性237.5 REM，35 岁女性 177.5 REM）（NASA，1995）。这些估计限值不包括计算中表示不确定性的裕度。根据 2000 年发布的 NCRP 报告 132，NASA 建议将 95%的置信区间增加到 3%的限值。而 95%置信区间的辐射容许限值已于 2007 年 3 月就被正式接受（NASA，2007）[见 NASA健康标准：航天员健康（2007）]。用于估算置信区间的程序是以广泛的物理和生物学研究为基础并向外延伸而获得的。独立委员会会定期审查模型、基本方法和假设，最近该审查工作改由太空研究委员会（NRC，2012a）承担。

3.5.3　风险管理：研究、接触极限、监测和对策

NASA 已开展了一个研究项目，以量化评估与辐射相关的癌症和其他急性、慢性健康问题的不良影响（Cucinotta 和 Durante，2009；Cucinotta等，2009；Huff 和 Cucinotta，2009；Wu 等，2009）。基于同行评审的改进和基于科学的方法显著减少了与风险估计相关的不确定性，而项目的长期目标则是进一步减少风险。

通过分布在整个空间站的一组传感器，可以实时监测辐射水平，表征整个任务过程中航天员的辐射接触情况，当辐射量超过阈值水平时，航天员则会被告知需要控制任务进程。在短期任务中，如果辐射量高于正常水平时，航天员可能会被指示待在国际空间站屏蔽性能更好的区域。

---

① 在 1995 年的 NASA 标准中，REM（雷姆）用作剂量当量单位，但美国现在使用的是希沃特（Sv），即国际剂量当量标准（NRC，2012a）。1REM 等于 0.01s。

此外，每个航天员都有个人的辐射测量计，由 NASA 太空分析小组在航天员任务完成后读取，以确定其辐射接触情况。对于长期探索性任务，研究人员正在开发实时的个人辐射测量计。

NASA 的太空辐射分析小组与美国国家海洋和大气管理局的太空天气预报中心合作，监测地球附近的辐射水平和太阳风暴的证据。一旦该中心在辐射风暴发生时发出警报，太空辐射分析小组会紧接着向国际空间站执行任务的航天员发出警报。

对抗辐射的策略十分有限，主要是在航天器内安装屏蔽层。由于银河系宇宙射线具有高穿透性，一般厚度的屏蔽层有效性较差，只有加大屏蔽层的厚度才能减少辐射接触量（NRC，2008）。降低辐射风险的新型方法仍在研究中，包括药理学对策，但到目前为止，这些方法还没有一个被证明是有效的。

NASA 已制定了 30 天内辐射量的限值，当辐射量可能会导致急性后果时，相应对策就会被付诸实施，以确保航天员的辐射接触量不会接近这些限值。最有可能的急性辐射源就是太阳风暴。提供适当的屏蔽系统、及时警告即将发生或正在发生的太阳风暴是制定减轻风险的管理策略的关键因素。任务前规划包括对辐射接触量的估计，以便将航天员的风险降到最低（考虑航天员先前的辐射接触量）。

辐射接触也包括长期任务期间可能会影响健康的慢性、退化风险。直到最近，人们才对该风险，特别是影响中枢神经和循环系统方面的风险有所了解（Cucinotta 等，2013b）。目前 NASA 正在进行一项研究工作，以期增强人们对该风险的理解。

3.5.4 健康标准和风险概况

NASA 很早之前就已认识到了辐射的危险，并制定了太空飞行允许的辐射接触极限以保护航天员［见 NASA 健康标准：航天员健康（2007）］。NASA 标准中的三级辐射接触限值涉及：职业限值，旨在限制辐射致癌并导致死亡的终生风险；短期限值，旨在限制急性影响的风险；以及强调"应使用合理可实现（ALARA）原则尽可能低地维持太空飞行中的辐射量"（NASA 健康标准：航天员健康（2007）；NASA，2007，第 20 页）。

辐射限值对于长期太空探索任务具有重要意义。辐射标准中将航天飞行和国际空间站任务的持续时间限制在 150～250 天（Cucinotta 等，2013a）。这是因为辐射标准的编写是为了适用于所有的 NASA 载人航天任务，而不是针对任何特定项目制定的（NASA，2007）。虽然现有的一些项目，如航天飞行和国际空间站项目可以在标准的辐射限值范围内进行，但对于某些长期任务（如在空间站停留一年）和近地轨道以外的任务，则需要推行其他可行的辐射限值。当前的辐射限值标准是基于 NCRP 的一份针对 LEO 任务向 NASA 提出建议的报告制定的（NCRP，2000）。NCRP 报告指出，"在本报告中，该指南也适用于 LEO 任务期间的辐射接触量"（NCRP，2000，第 2－3 页）。

3.5.5　个体差异问题

个体患癌症的风险因年龄、性别、种族、遗传因素和生活方式的不同而不同。国家数据库允许根据年龄、性别和其他因素计算患癌风险，并强调个体差异性。NASA 的标准限值指的是辐射接触下额外的致癌风险，而不是致癌的总风险。如果假设男性的死亡风险基准为 23%，女性为 19%（ACS，2013），不考虑个体的敏感性差异，则在 3% 辐射接触极限下，男性航天员的癌症死亡风险估约为 26%，女性约为 22%。

一般来说，女性能接受的极限辐射剂量是男性辐射剂量极限的 3/4（NASA，2007）。女性易受辐射诱发癌症的影响，主要是因为女性患乳腺癌的风险较高，同时也因为其体型较小，自我防护能力较低，从中可以看出，体型也是一个重要的影响因素。然而，一个人的患癌风险受多种因素（包括遗传因素、生活方式、之前的药物使用情况和生活环境）影响，其中大部分因素是高度个性化或未知的，所以，在计算癌症风险时不可能将上述所有因素都考虑在内。

3.5.6　长期太空探索的问题

综上所述，航天员被允许暴露在辐射环境下的安全天数取决于有关屏蔽层和辐射环境的假设。辐射量随一个太阳周期内（11 年）太阳风暴数量和强度的变化而变化（Cucinotta 等，2013a）。现有的辐射接触限值将长期太空探索任务的总体时间限制在 150～250 天（Cucinotta 等，2013a）。目前，在零行星环境（"深空"）[①]中进行火星任务需要 400～600 天（NASA，2009）。正在考虑的火星设计参考任务包括在火星表面停留很长时间（500 天或更长时间）但在深空停留时间较短的任务，以及在深空停留较长时间但在火星表面停留较短时间（通常是 30～90 天）的任务（NASA，2009）。对替代推进系统的技术研究可以缩短火星的过境时间（NRC，2012b）。

其他因素也可能会影响与辐射接触相关的安全天数，例如，航天员总体上要比一般的美国人健康，NASA 最近的做法都是先以不吸烟、正常体重的美国人的患癌风险数据计算安全天数（表 3-1），再根据航天员的年龄、性别、数据变化将上述安全天数增加 30%～90%（Cucinotta 等，2013a）。

目前 NASA 决定，为保护航天员安全，将辐射接触限值的概率设定为 95%（考虑到不确定性影响），其实这从本质上来说就限制了安全天数。如果 NASA 采用较低的置信区间和较少的预防措施，则安全天数将更多；但如果采用较高的置信区间和较多的预防措施，则允许的安全天数将更少。更精确的辐射量信息也可能改变允许的安全天数。

NASA 在考虑辐射接触量时提出的道德问题包括：航天员的知情决策、个体差异、可能影响任务成员选择的因素、评估和平衡辐射接触风险和其他任务风险之间的利弊。虽然 NASA 根据年龄和性别分析了辐射的健康风险（表 3-1），但也必须考虑个体间的差异和其他风险因素。所以应将现有数据纳入分析范围内，并收集新的数据，以便更好地预测辐射接触下的个体风险。

---

①　与高辐射条件下的辐射因素、环地球辐射层相互作用的辐射因素，以及行星和月球表面较低辐射水平相关的计算。

表 3-1 深空安全天数[①]估计

受照时的年龄/岁	平均太阳最小 GCR		平均太阳最大 GCR 和一次显著的太阳风暴（与 1972 年 8 月发生的类似）	
	NASA2012 一般的美国人	NASA2012 非吸烟者	NASA2012 一般的美国人	NASA2012 非吸烟者
男性				
35	209（205）	271（256）	306（357）	395（458）
45	232（227）	308（291）	344（397）	456（526）
55	274（256）	351（335）	367（460）	500（615）
女性				
35	106（95）	187（180）	144（187）	276（325）
45	139（125）	227（212）	187（232）	319（394）
55	161（159）	277（246）	227（282）	383（472）

注：太阳活动最小值是一个太阳周期内（10～11 年）太阳活动较低的时期（2～3 年）。太阳活动的最大值对应于增强的太阳活动期（5～7 年）。银河系辐射在太阳活动最小时达到峰值，在太阳活动最大时有所减少。括号中的最小值是指 2009 年太阳深度最小值，括号中的最大值适用于太阳风暴减小到可忽略不计的情况。GCR—银河系辐射，REID—致死辐射风险。

① 深空安全天数（零行星环境）是一个概念，指的是在满足额定屏蔽是 20 g/cm² 的铝，且低于 NASA 的 3%REID 限制，同时置信区间为 95%这些条件的情况下，航天员可以停留的最多天数。

来源：Cucinotta 等，2013a。

讨论：由于穿透性强的 GCR 在辐射源中占主导地位，而且 GCR 在太阳活动最小时处于峰值，因此在太阳活动最小时，安全天数最少。2009 年的深度太阳活动最小值比之前的 GCR 高很多，从而进一步减少了安全天数。在太阳活动最大值附近安全天数更多，这是因为 GCR 的强度在该情况下会降低且太阳辐射通过屏蔽的能力显著减弱。如果航天员可以使用防风棚（舱内体积较小，可以附加屏蔽层），那么太阳风暴期间的辐射量就可以被减少到可忽略的程度，航天员所承受的总辐射量仅来自 GCR。而足够的太阳风暴警报则会进一步增加太阳活动最大时的安全天数。

3.6　总结

本章说明了当NASA决定进行长期太空探索任务时所面临的一系列问题，包括潜在的短期健康问题、长期健康问题、系统和行为表现等问题。较长的太空停留时间、银河系内的高辐射量及其他风险和挑战的不确定性使得关于健康标准的决定变得异常复杂。此外，基于种族、性别和年龄等因素的个体差异数据很少或不存在。对于健康标准决策来说，一个主要的挑战就是缺乏风险之间相互作用以及该种相互作用会在多大程度上改变风险的整体水平这些方面的信息。在第4章将就有关健康风险决策的道德准则和责任进行概述。

参考文献

［1］ACS (American Cancer Society). 2013. Lifetime risk of developing or dying from cancer. http://www.cancer.org/cancer/cancerbasics/lifetime-probability of developing-or-dying-from cancer (accessed January 15, 2014).

［2］Aldrin, B. 1973. Return to Earth. New York:Random House.

［3］Alexander, D. J., C. R. Gibson, D. R. Hamilton, S. M. C. Lee, T. H. Mader, C. Otto, C. M. Oubre, A. F. Pass, S. H. Platts, J. M. Scott, S. M. Smith, M. B. Stenger, C. M. Westby, and S. B. Zanello. 2012. Evidence report: Risk of spaceflight-induced intracranial hypertension and vision alterations. http://humanresearchroadmap.nasa.gov/Evidence/reports/VIIP. pdf (accessed November 8, 2013).

［4］Basner, M., D. F. Dinges, D. Mollicone, A. Ecker, C. W. Jones, E. C. Hyder, A. D. Antonio, I. Savelev, K. Kan, N. Goel, B. V. Morukov, and J. P. Sutton. 2013. Mars 320－d mission simulation reveals protracted crew hypokinesis and alterations of sleep duration and timing. Proceedings of the National Academy of Sciences of the United States of America 110 (7): 2635–2640.

[5] Behnken, R., M. Barratt, S. Walker, and P. Whitson. 2013. Presentation to the Institute of Medicine, Ethics Principles and Guidelines for Health Standards for Long Duration and Exploration Spaceflights: Astronaut Office. Power Point presented at the second meeting of the Committee on Ethics Principles and Guidelines for Health Standards for Long Duration and Exploration Spaceflights. Washington, DC, July 25. http://www.iom.edu/~/media/Files/Activity%20Files/Research/Health St-andardsSpaceflight/2013–JUL–25/Panel%202%20Astronaut%20Corp% 20Final%20IOM_presentationfinal2.pdf (accessed November 8, 2013).

[6] Billica, R. 2000. Inflight medical events for U.S. astronauts during space shuttle programs STS–1 through STS–89, April 1981–January 1998. Presentation to the Institute of Medicine Committee on Creating a Vision for Space Medicine During Travel Beyond Earth Orbit. NASA Johnson Space Center.

[7] Houston, February 22. As cited in: IOM, 2001. Safe passage: Astronaut care for exploration missions. Washington, DC: National Academy Press.

[8] Burrough, B. 1998. Dragonfly: NASA and the crisis aboard Mir. New York: Harper Collins.

[9] Cucinotta, F. A., and M. Durante. 2009. Evidence report: Risk of radiation carcinogenesis. http://humanresearchroadmap.nasa.gov/Evidence/reports/Carcinogenesis.pdf (accessed January 8, 2014).

[10] Cucinotta, F. A., H. Wang, and J. L. Huff. 2009. Evidence report: Risk of acuteor late central nervous system effects from radiation exposure. http://humanresearchroadmap.nasa.gov/Evidence/reports/CNS.pdf (accessed January 8, 2014).

[11] Cucinotta, F. A., M. –H. Y. Kim, and L. J. Chappell. 2013a. Space radiation cancer risk projections and uncertainties—2012. http://ston. jsc.nasa.gov/collections/TRS/_techrep/TP–2013–217375.pdf (accessed

November11, 2013).

[12] Cucinotta, F. A., M. −H. Y. Kim, L. J. Chappell, and J. L. Huff. 2013b. How safeis safe enough?Radiation risk for a human mission to Mars. PLoS ONE8 (10): e74988.

[13] Czeisler, C. A. 2011. Impact of sleepiness and sleep deficiency on public health—utility of biomarkers. Journal of Clinical Sleep Medicine 7 (5): s6−s8.

[14] Czeisler, C. A., J. S. Allan, S. H. Strogatz, J. M. Ronda, R. Sanchez, C. D. Rios, W. O. Freitag, G. S. Richardson, and R. E. Kronauer. 1986. Bright light resets the human circadian pacemaker independent of the timing of thesleep-wake cycle. Science 233 (4764): 667−671.

[15] Dinges, D. F., F. Pack, K. Williams, K. A. Gillen, J. W. Powell, G. E. Ott, C. Aptowicz, and A. I. Pack. 1997. Cumulative sleepiness, mood disturbance, and psychomotor vigilance performance decrements during a week of sleep restricted to 4−5 hours per night. Sleep 20 (4): 267−277.

[16] ESA (European Space Agency). 2011. Mars500: Study overview. http://www.http://www.esa.int/Our_Activities/Human_Spaceflight/Mars500/Mars500_study_overview (accessed January 8, 2014).

[17] Flynn, C. F. 2005. An operational approach to long-duration mission behavioral health and performance factors. Aviation, Space, and Environmental Medicine 233 (Suppl. 6): B42−B51.

[18] Garber, S., and R. Launius. 2005. A brief history of NASA. http://history.nasa.gov/factsheet. htm (accessed December 4, 2013).

[19] Goel, N., and D. F. Dinges. 2012. Predicting risk in space: Genetic markers for differential vulnerability to sleep restriction. Acta Astronautica 77: 207−213.

[20] Grant I., H. R. Eriksen, P. Marquis, I. J. Orre, L. Palinkas, P. Suedfeld, E. Svensen, and H. Ursin. 2007. Psychological selection of Antarctic personnel: The "SOAP" instrument. Aviation, Space, and Environmental

Medicine 78: 793 – 800.

[21] Gunderson, E. K. E. (Ed.). 1974. Psychological studies in Antarctica. In Human adaptability to Antarctic conditions. Washington, DC: AmericanGeophysical Union. Pp. 115 – 131.

[22] Gushin, V. I., T. B. Kolinitchenko, V. A. Efimov, and C. Davies. 1996. Chapter16: Psychological evaluation and support during exems. In Advances in Space Biology and Medicine. Vol. 5, edited by S. L. Bonting. Greenwich, CT: JAI Press. Pp. 283 – 295.

[23] Huff, J. L., and F. A. Cucinotta. 2009. Evidence report: Risk of degenerative tissue or other health effects from radiation exposure. http://humanresearchroadmap.nasa.gov/Evidence/reports/Degen.pdf (accessed January 8, 2014).

[24] IOM (Institute of Medicine). 2001. Safe passage: Astronaut care for exploration missions. Washington, DC: National Academy Press.

[25] IOM. 2014. Review of NASA's evidence reports on human health risks: 2013 letter report. Washington, DC: The National Academies Press.

[26] Kanas, N., and D. Manzey. 2008. Space psychology and psychiatry. 2nd ed. ElSegundo, CA: Microcosm Press.

[27] Kanas, N. A., V. P. Salnitskiy, J. E. Boyd, V. I. Gushin, D. S. Weis, S. A. Saylor, O. P. Kozerenko, and C. R. Marmar. 2007. Crew member and mission control personnel interactions during International Space Station missions. Aviation, Space, and Environmental Medicine 78 (6): 601 – 607.

[28] Kanas, N., G. Sandal, J. E. Boyd, V. I. Gushin, D. Manzey, R. North, G. R.

[29] Leon, P. Suedfeld, S. Bishop, E. R. Fiedler, N. Inoue, B. Johannes, D. J.

[30] Kealey, N. Kraft, I. Matsuzaki, D. Musson, L. A. Palinkas, V. P. Salnitskiy,

[31] W. Sipes, J. Stuster, and J. Wang. 2009. Psychology and culture during

long-duration space missions. Acta Astronautica 64 (7−8): 659−677.

[32] Kuna, S. T., G. Maislin, F. M. Pack, B. Staley, R. Hachadoorian, E. F. Coccaro, and A. I. Pack. 2012. Heritability of performance deficit accumulation during acute sleep deprivation in twins. Sleep 35 (9): 1223−1233.

[33] Landholt, H. −P. 2008. Genotype-dependent differences in sleep, vigilance, and response to stimulants. Current Pharmaceutical Design 14 (32): 3396−3407.

[34] Lebedev, V. 1988. Diary of a cosmonaut: 211 days in space. College Station, TX: Phytoresource Research, Inc.

[35] Linenger, J. M. 2000. Off the planet: Surviving five perilous months aboard the space station Mir. New York: McGraw-Hill.

[36] Mader, T. H., C. R. Gibson, A. F. Pass, L. A. Kramer, A. G. Lee, J. Fogarty, W. J. Tarver, J. P. Dervay, D. R. Hamilton, A. Sargsyan, J. L. Phillips, D. Tran, W. Lipsky, J. Choi, C. Stern, R. Kuyumjian, and J. D. Polk. 2011. Optic disk edema, globe flattening, choroidal folds, and hyperopic shifts observed in astronauts after long-duration spaceflight. Ophthalmology18 (10): 2058−2069.

[37] Mader, T. H., C. R. Gibson, A. F. Pass, A. G. Lee, H. E. Killer, H. −C. Hansen, J. P. Dervay, M. R. Barratt, W. J. Tarver, A. E. Sargsyan, L. A. Kramer, R. Riascos, D. G. Bedi, and D. R. Pettit. 2013. Optic disk edema in anastronaut after repeat long-duration spaceflight. Journal of NeuroOphthalmology 33: 249−255.

[38] McFadden, T. J., R. L. Helmreich, R. M. Rose, and L. F. Fogg. 1994. Predicting astronauts' effectiveness: A multivariate approach. Aviation, Space, and Environmental Medicine 65 (10): 904−909.

[39] Molloy, M. W., and R. A. Petrone. 2013. Apollo 12 command and service module (CSM). http://nssdc.gsfc.nasa.gov/nmc/spacecraft Display.do?id=1969−099A (accessed December 4, 2013).

[40] NASA (National Aeronautics and Space Administration). 1995.

Man-systems integration standards. Revision B. NASA-STD-3000. https://standards.nasa.gov/documents/viewdoc/3314902/3314902 (accessed January 8, 2014).

[41] NASA. 2007. NASA space flight human system standard. Volume 1: Crew health.

[42] NASA-STD-3001. https://standards.nasa.gov/documents/detail/3315622 (accessed November 8, 2013).

[43] NASA. 2009. Human exploration of Mars: Design reference architecture 5.0.

[44] NASA/SP-2009-566. http://www.nasa.gov/pdf/373665main_NASA-SP-2009-566.pdf (accessed January 8, 2014).

[45] NASA. 2013. Human research program requirements document, Revision F. HRP-47052. Johnson Space Center. http://www.nasa.gov/pdf/579466main_Human_Research_Program_Requirements_Documen tRevF.pdf (accessed October 18, 2013).

[46] NASA. 2014a. Kennedy Space Center visitor complex: Astronaut memorial. http://www.kennedyspacecenter.com/the-experience/astronaut-memorial.aspx (accessed January 13, 2014).

[47] NASA. 2014b. Mir Space Station. http://history.nasa.gov/SP-4225/mir/mir.htm (accessed January 13, 2014).

[48] NASA. 2014c. Human Research Roadmap: Gaps. http://humanresear chroadmap.nasa.gov/Gaps (accessed February 7, 2014).

[49] NASA. 2014d. All about Mars. http://mars.nasa.gov/allaboutmars/extreme/quickfacts (accessed February 19, 2014).

[50] NCRP (National Council on Radiation Protection and Measurements). 1989. NCRP report No. 98: Guidance on radiation received in space activities. Bethesda, MD: NCRP.

[51] NCRP. 2000. NCRP report no. 132: Radiation protection guidance for activities in low-Earth orbit. Bethesda, MD: NCRP.

[52] NCRP. 2006. NCRP report no. 153: Information needed to make

radiation protection recommendations for space missions beyond low-Earth orbit. Bethesda, MD: NCRP.

［53］NRC (National Research Council). 1967. Radiobiological factors in manned spaceflight. Washington, DC: National Academy Press.

［54］NRC. 1970. Radiation protection guides and constraints for space-mission and vehicle-design studies involving nuclear systems. Washington, DC: National Academy Press.

［55］NRC. 1998. A strategy for research in space biology and medicine into the next century. Washington, DC: National Academy Press.

［56］NRC. 2008. Managing space radiation risk in the new era of space exploration. Washington, DC: The National Academies Press.

［57］NRC. 2011. Recapturing a future for space exploration: Life and physical sciences research for a new era. Washington, DC: The National Academies Press.

［58］NRC. 2012a. Technical evaluation of the NASA model for cancer risk to astronauts due to space radiation. Washington, DC: The National Academies Press.

［59］NRC. 2012b. NASA space technology roadmaps and priorities: Restoring NASA's technological edge and paving the way for a new era in space. Washington, DC: The National Academies Press.

［60］Palinkas, L. A., and P. Suedfeld. 2008. Psychological effects of polar expeditions. Lancet 371 (9607): 153 – 163.

［61］Palinkas, L. A., F. Glogower, M. Dembert, K. Hansen, and R. Smullen. 2004. Incidence of psychiatric disorders after extended residence in Antarctica. International Journal of Circumpolar Health 63 (2): 157 – 168.

［62］Ploutz-Snyder, L. 2013. Musculoskeletal working group report. Power Point presented at NASA and NSBRI Present a Virtual Workshop: The Impact of Sex & Gender on Adaptation to Space. http://www.nasa.gov/sites/default/files/files/Ploutz-Snyder_Sex-Gender_508.pdf

(accessed October22, 2013).

[63] Rose, R. M., L. F. Fogg, R. L. Helmreich, and T. J. McFadden. 1994. Psychological predictors of astronaut effectiveness. Aviation, Space, and Environmental Medicine 65 (10): 910 − 915.

[64] Rosnet, E., C. Le Scanff, and M. Sagal. 2000. How self-image and personality affect performance in an isolated environment. Environment and Behavior32 (1): 18 − 31.

[65] Sandal, G. M. 2001. Crew tension during a space station simulation. Environment and Behavior 33 (1): 134 − 150.

[66] Sandal, G. M., R. J. Vaernes, T. Bergan, M. Warncke, and H. Ursin. 1996. Psychological reactions during polar expeditions and isolation in hyperbaric chambers. Aviation, Space, and Environmental Medicine 67 (3): 227 − 234.

[67] Sandal, G. M., I. M. Endresen, R. Vaernes, and H. Ursin. 1999. Personality and coping strategies during submarine missions. Military Psychology11 (4): 381 − 404.

[68] Schmidt, L. L., K. Keeton, K. J. Slack, L. B. Leveton, and C. Shea. 2009. Evidence report: Risk of performance errors due to poor Team Gap cohesion and performance, inadequate selection/Team Gap composition, inadequate training, and poor psychosocial adaptation. http://humanresearchroadmap.nasa.gov/Evidence/reports/Team Gap.pdf (accessed January 2, 2014).

[69] Shepanek, M. 2005. Human behavioral research in space: Quandaries for research subjects and researchers. Aviation, Space, and Environmental Medicine 76 (Suppl. 6): B25 − B30.

[70] Sibonga, J. D., J. A. Jones, J. G. Myers, B. E. Lewandowski, T. F. Lang, and J. H. Keyak. 2008a. Evidence report: Risk of bone fracture. http://humanresearchroadmap.nasa.gov/evidence/reports/Bone%20Fra cture.pdf (accessed October 22, 2013).

[71] Sibonga, J. D., L. C. Shackelford, A. LeBlanc, S. Petak, S. M. Smith, S.

A. Bloomfield, J. H. Keyak, T. F. Lang, S. B. Arnaud, S. Amin, B. L. Clarke.

[72] R. Wermers, P. R. Cavanagh, A. A. Licata, S. Judex, M. B. Schaffler, and T. A. Bateman. 2008b. Evidence report: Risk of accelerated osteoporosis. http://humanresearchroadmap.nasa.gov/evidence/reports/ osteo.pdf (accessed October 22, 2013).

[73] Slack, K. J., C. Shea, L. B. Leveton, A. M. Whitmire, and L. L. Schmidt. 2009. Evidence report: Risk of behavioral and psychiatric conditions. http://humanresearchroadmap.nasa.gov/evidence/reports/BMED. pdf (accessed Ocotber 18, 2013).

[74] Smith, S. M., M. A. Heer, L. C. Shackelford, J. D. Sibonga, L. Ploutz-Snyder, and S. R. Zwart. 2012. Benefits for bone from resistance exercise and nutrition in long-duration spaceflight: Evidence from biochemistry and densitometry. Journal of Bone and Mineral Research 27 (9): 1896 − 1906.

[75] Stuster, J. 2010. Behavioral issues associated with long-duration space expeditions: Review and analysis of astronaut journals. http://ston.jsc.nasa. gov/collections/trs/_techrep/TM − 2010 − 216130.pdf (accessed November 8, 2013).

[76] Tansey, W. A., J. M. Wilson, and K. E. Schaefer. 1979. Analysis of health data from 10 years of Polaris submarine patrols. Undersea Biomedical Research6 (Suppl.): s217 − s246.

[77] Thomas, T. L., T. I. Hooper, M. Camarca, J. Murray, D. Sack, D. Molé, R. T. Spiro, W. G. Horn, and F. C. Garland. 2000. A method for monitoring the health of US Navy submarine crewmembers during periods of isolation. Aviation, Space, and Environmental Medicine 71 (7): 699 − 705.

[78] Van Dongen, H. P. A., M. D. Baynard, G. Maislin, and D. F. Dinges. 2004. Systematic interindividual differences in neuro behavioral impairment from sleep loss: Evidence of trait-like differential

vulnerability. Sleep 27 (3): 423－433.

[79] Watkins, S. D., and Y. R. Barr. 2010. Papilledema summit: Summary report. TM－2010－216114. http://ston.jsc.nasa.gov/collections/TRS/ _techrep/TM－2010－216114.pdf (accessed October 22, 2013).

[80] Whitmire, A. M., L. B. Leveton, L. Barger, G. Brainard, D. F. Dinges, E. Klerman, and C. Shea. 2009. Evidence report: Risk of performance errors due to sleep loss, circadian desynchronization, fatigue, and work overload. http://humanresearchroadmap.nasa.gov/Evidence/reports/Sleep. pdf (accessed January 2, 2014).

[81] Williams, D. R. 2011. The Apollo 1 tragedy. http://nssdc.gsfc.nasa. gov/planetary/lunar/apollo1info.html (accessed January 8, 2014).

[82] Wu, H., J. L. Huff, R. Casey, M. －H. Kim, and F. A. Cucinotta. 2009. Risk of acute radiation syndromes due to solar particle events. http:// humanresearchroadmap.nasa.gov/Evidence/reports/ARS.pdf (accessed January 8, 2014).

第 4 章　人类航天和地面活动的风险接受能力与责任

　　个人的社会立场表明，同意参加某些活动，就意味着这个个人须承受相应的高风险。每天，消防员、执法人员、其他急救人员和军人都会将生命和健康置于保护人身、财产、国家安全及其他公共利益的危险之中。其他自愿参与生物医学研究的个人也可能遭遇重大的健康和安全风险。此外，还有许多人在有限的外部监督下从事高风险工作和娱乐活动。

　　如第 1 章所述，NASA 要求 IOM 召集长期太空探索健康标准的道德准则和指导委员会，确定合理的道德准则、制定合理的道德和政策框架、指导不符合现行健康标准或妨碍制定适当健康标准的长期太空探索任务有条理地开展。作为职责的一部分，委员会被要求确定"具有未知健康风险（或可能超过当前健康标准风险）情况的模型和案例"并将其告知NASA，以便后者能更好地做出决策，那么委员会应该如何将模型和案例告知 NASA 呢？

　　在确定其他职业和情况时，委员会考虑了航天员和 NASA 的多重角色。作为高风险任务的执行者，航天员要承担多种角色和责任。例如，说他是任务成员的一部分，所以尽可能地减少航天员个人的风险，也可以提高任务成功的可能性。NASA 的每一位航天员都需要执行各种任务，包括飞行管理、操作、维修、检查和研究（如医学实验）。除了与任务相关的职责外，航天员还担当联邦政府赞助的探险者这一角色。此外，考虑到太空探索任务是联邦机构为追求公共利益而进行的，航天员也被认作是公务员。航天员还经常作为研究者和研究志愿者参与研究。同样，NASA 作为一个联邦机构，也扮演着许多角色（如雇主、研究发起人、国际合作伙伴和科学教育工作者），并承担各种空间探索任务的责任。

　　高度不确定和不可量化的健康和安全风险并不是人类航天任务所独

有的，许多领域在风险可接受性的决策过程中都遇到了类似的挑战。然而，指导决策的道德准则会根据职业领域的不同而不同。委员会查阅了有关现有框架的科学文献并与其他高风险职业领域的专家进行交谈，但是仍然不能确定适用于长期太空探索健康标准决策的道德准则和决策框架。

目前，委员会正从现有的道德框架和职业健康标准中寻找可用于审议道德准则和框架的信息。委员会在职业健康、研究和探索方面找到了一些案例，可为后续比较提供有用的依据。本章的 4.1～4.3 节将就这些领域进行研究，以期获取风险管理策略和责任的有效案例，并确定相关的社会利益。本章的 4.4～4.6 节会借鉴这些案例，对影响地面环境风险管理决策的因素进行分类和汇总。

本章不提供高风险活动和职业的详细清单，相反，本章依据航天飞行任务的特点给出几个重要的案例，通过案例使人们对可能影响风险决策的因素类型有更深的了解。此外，确定因素类型旨在说明各因素的影响，而并不是要详细地列举与航天飞行风险相关的所有因素。

4.1　工作场所风险管理

自 19 世纪末以来，保护美国工人福利的努力从未停止，这也使得美国的工人健康保护制度不断被完善。正如一些文献所描述的那样，职业健康标准和规范的设立，"旨在促进和维护各行业工人的生理健康、心理健康和社会福利，防止因工作条件导致的健康问题，保护工人免受各种因素的影响，以及将工人安置在可维持其生理和心理健康的工作环境中"（Serra 等，2007，第 304 页）。在许多高风险职业中，健康标准和规范不仅可以用来保护工人的个人利益，还可以用来保护他人（包括旁观者和同事）的健康和安全、企业财产和设备的安全以及企业的完整性。

雇主（包括 NASA）会根据工作的危险程度使用多种方式来遵守既定的健康标准和规范。员工没有权利放弃个人保护，同样有义务采取以下技术和方法遵守现有健康标准和规范：

（1）消除工作过程中的危险或选用危险性较小的替代材料。

（2）工程控制和重新设计工作环境以限制接触危险的概率（如通风、封闭或隔绝危险源、过程控制）。

（3）管理控制（如规定特定领域的工作时间、决策协议）以及个人防护设备使用方法的培训（如消防员佩戴呼吸器和手套）。

作为一个参与高风险活动的机构，NASA 负责航天员候选人的选择和培训、资源分配、风险决策、确定任务可行性（考虑可用资源和技术能力）、确定任务是否会对航天员造成相关风险以及风险是否可接受。与其他高风险职业一样，由于存在许多不确定和不可控因素，无论是地面训练还是任务执行期间，航天飞行都会对个人的短期健康和长期健康造成重大风险。空间环境包括特有且有时不可预测的危险，即长期隔离、对封闭环境的依赖、有限的资源和高辐射水平（IOM，2001）。如第 3 章所述，这些环境可能会对航天员的身体、生理和心理健康产生严重的影响，有时甚至是持久性的影响。NASA 会积极参与解决航天员在培训和工作中遇到的与健康和安全相关的问题，同时还会定期更新与航天任务相关的风险（Behnken，2013）。航天员有权选择是否参加某一特定任务，而这一决定并不会对其参与未来的任务产生很大影响（如果有的话）（Behnken，2013）。

4.1.1 OSHA 和 NASA 对工作场所风险的管理

1970 年颁布的《职业安全与健康法》"在切实可行的范围内，确保了工人工作条件的健康与安全，避免工人因工作经验不足遭受健康和生命危险"。[①]为了保证该法案的执行，美国国会授权在劳工部内部设立 OSHA。OSHA 通过多种途径保证工人的健康与安全，包括制定和执行健康标准和法规，要求进行健康和安全监测，开展健康和安全培训，实时传播有关健康和安全的讯息。《职业安全与健康法》还促成了国家职业安全与健康研究所（NIOSH）的设立，该研究所开展相应研究，并提出切实可行的建议，防止工人受伤、生病和死亡（CDC，2013）。

职业安全与健康管理条例适用于许多职业，包括一般工业、农业、

---

① 1970 年《职业安全与健康法》，第 91 – 596 页（1970 年 12 月 29 日）。

海事和建筑业；但是，职业安全与健康管理条例并不涵盖所有工人。OSHA 不监督个体经营者、州政府和地方政府雇员（除非得到 OSHA 批准）或根据其他联邦法律（包括核能和武器制造场所、采矿、铁路和航空业的工作场所）管理工人安全。

根据 1958 年《国家航空航天法》，针对有关航天飞行活动的规划、指导、规章制度和管理方式，[1]NASA 被授权"制定、颁布、发布、废除和修订关于其运作方式和行使法律赋予的权力的规则和条例"。[2]这一法令有效地免除了 OSHA 对 NASA 的管制，并使 NASA 有权自行决定开展项目活动，包括规范任务成员选择、限定条件，以及制定医疗健康政策的标准（Williams，2013）。例如，NASA 的约翰逊航天中心有资格参与 OSHA 的资源保护计划的星级评定活动（NASA，1999；DOL，2014），这与 OSHA 的标准和定期审查的要求相符。对于航天飞行任务，NASA 已经制定了自己的安全和健康标准，这一安全和健康标准贯穿于本报告的全部讨论中（NASA，2007、2011）。当航天员不准备或无法积极参与太空任务时，他们可能也会在 NASA 从事更加传统的职业，如项目开发、操作和管理，而且 OSHA 的规定也同样适用于他们。

值得注意的是，与 OSHA 和 NIOSH 中法规和政策研究的责任与执行活动分开这点不同的是，NASA 的任务是评估、分析、制定和执行与航天员健康相关的标准和法规，以及其他义务。正如第 1 章所述，NASA 的任务是研究与航天活动相关的潜在利益及问题，[3]包括对人类健康的风险或影响。在这种情况下，NASA 的职责可能更接近于军方的职能，因为所有的研究、监管和执行都在军方的权限之内。

4.1.2　健康标准

管理职业风险的方法包括制定健康标准，根据最新的科学数据对这些标准进行修订，以及持续评估。如第 2 章所述，健康标准可被用于保护工人；指导设计、研究和工程活动；促进工作创新；作为工作要求的

---

① 2010 年《国家航空航天法》，第 111–314 页（2010 年 12 月 18 日）。

② 《美国法典》，2013（a）。

③ 1958 年《美国国家航空航天法》，第 85–568 页（1958 年 7 月 29 日）。

标准；为协作工作提供条件。例如，一些标准与对工人的选择和对工作持续适应性的评估有关，这就涉及定期的健康监测。而其他健康标准则主要用于保护员工免受有害物质或工作环境的影响，并向其提供防护使其免受急性和终身伤害。健康标准可能是强制性的（如 OSHA 标准），也可能是自愿的，一般自愿的情况多伴随重大的合规激励（如国家消防协会的 NFPA 标准[①]或 OSHA 的肉类包装指南）。

NASA 制定的健康标准旨在推进"为航天员提供健康和安全的环境，并在航天飞行所有阶段为其提供健康和医疗服务"，包括提高工作标准的实用性、设定允许暴露在外太空的极限及允许的结果限值（NASA，2007，第 8 页）。虽然 NASA 的健康标准是太空飞行所独有的，但它们也是工作场所保护的具体表现，或者说是为工作人员提供保护而存在的。这些保护反映出道德和法律规定在职业风险领域被广泛应用。以下各节将讨论适用于工作标准的案例以及陆地环境中对于风险接触的限制。

1. 适合工作的标准

许多高风险职业都要求申请者和当前工作人员都达到合适的工作标准，这些标准通常都会基于某一给定职业，可被用于评估"个人是否适合在不危及自身或他人的情况下执行任务"（Serra 等，2007，第 304 页）。例如，NFPA 制定了适用于消防员候选人和在职人员的健康标准（NFPA，2013a）。执法部门（Quigley，2008；Fischler 等，2011）、军方（NRC，2006）和州际卡车司机[②]同样会采用适合其工作的标准。工作适应度评估除对身体标准有要求外，还包括心理评估和心理能力筛选，这对于高心理要求的工作尤为重要，如执法部门（Fischler，2011）、军方（NRC，2006）、潜艇船员（NRC，2006）。

对于应聘者和在职人员而言，医疗和身体能力标准的严格程度可能有所不同。例如，美国国家消防协会会对候选人和在职人员的健康标准进行区分，认为"针对在职人员的医疗条件主要是使他们恢复健康，并

---

① 一些州的职业安全和保健法可能包含其他标准（如 NFPA 标准）的内容从而进行有效管理（如阿拉巴马州市政保险公司和市政工人赔偿基金公司，无日期）。

② 《保护人类受试者的联邦政策》391.41。

限制他们在受伤或生病时影响其他成员，以保证任务在安全的情况下执行"（NFPA，2013a，第 1 页）。美国空军目前就有一个适用于当前战斗机驾驶人员和飞行器试飞人员的职业标准。从本质上来说，空军实行的适用性标准是相关人员通过豁免程序进入某一领域的基准，符合标准的个人将被允许继续在某些条件下工作（美国空军，2013）。

2. 限制接触危险

许多联邦机构都制定了危险源的接触极限标准和指南，包括核管理委员会[1]、联邦航空管理局[2]，以及 NASA（NASA，2007）。OSHA 就设置了各种化学药品和危险工作场所的可接触限值（PEL）。例如，OSHA 的铅标准限制了工作人员在有铅环境中的工作条件。OSHA 规定铅含量为每立方米空气 50μg，该值是 8 小时的加权平均值。[3]如果雇员每年在铅含量超过规定 PEL 值的环境中工作超过 30 天，雇主就需要实施工程和实践控制（包括行政控制）使其达到正常水平，同时还应考虑所采取措施的可行性。[4]当上述措施无法降低铅含量的接触极限时，应考虑使用呼吸器来辅助工程控制和实践控制。[5]该标准还要求雇主持续监控风险来源，及时告知员工并采取适当措施。

如果健康状况不佳与特定职业的风险接触有关，则健康标准会要求雇主和雇员根据个人临床表现采取具体行动。例如，OSHA 的听力保护标准规定，如果听力图显示出听力"标准阈值变化"与职业性噪声接触有关，即使雇员接触的噪声在规定的限值内，雇主也必须提供听力保护器。[6]

联邦政府在确定特定风险和危害的健康标准时具有很大的自由度。例如，OSHA 的职业健康标准必须遵循"合理、必要或适当的原则，并

---

[1] 参见《保护人类受试者的联邦政策》20 的子部分 C 和 D。

[2] 参见《保护人类受试者的联邦政策》25.832。

[3] 《保护人类受试者的联邦政策》1910.1025（c）（1）。

[4] 《保护人类受试者的联邦政策》1910.1024（e）（1）（i），雇主必须将风险降低到可行的最低水平，并遵守额外的呼吸保护要求。

[5] 《保护人类受试者的联邦政策》1910.1025（f）（1）（ii）。

[6] 《保护人类受试者的联邦政策》1910.95（j）（3）。

为职场和雇员提供安全或健康"。①美国最高法院则认为："合理、必要"
要求 OSHA 向员工举出一个"重大"风险，该风险可以通过实践消除或
降低。第一，OSHA 不需要以科学的确定性来确定"重大风险"，②相反，
可以根据现有最佳数据进行选择。③第二，OSHA 负责确定"重大风险"
的构成。④在对 OSHA 苯标准的审查中，美国最高法院在可接受和不可
接受的风险方面对重大风险进行了广泛阐述，并指出，对于致癌物，一
个人在工作期间死亡的风险应介于 1/1 000（"明显不可接受"）和
1/100 000 000（"明显可接受"）之间。⑤美国最高法院定义的"可接受"
和"不可接受"风险范围过于宽泛，一直以来都是人们争论的热点，虽
然健康标准通常是基于相当成熟的科学知识制定的，但在高风险不确定
性的背景下，制定健康标准可能仍然具有挑战性。

4.1.3　监测和监控计划

特定风险的危害可能会触发特定的监测和监控计划,在某些情况下,
联邦政府将致力于长期研究以便更好地了解工作场所的风险，并筛选出
会对健康产生长期有害影响的风险。2010 年"深水地平线"号漏油事件
期间，清理工人受到各种风险的威胁，包括石油、微粒和原油分散剂
（IOM，2010）。美国国家环境卫生科学研究所发起了海湾长期后续研究
（海湾研究），收集和分析各种数据，以期确定近 33 000 名与"深水地平
线"号事件相关的人员的短期和长期身心健康状态（NIEHS，2014a）。
海湾研究通过问卷形式收集了石油泄漏和清理时相关工作人员的信息，
包括其健康状态、生活方式及可能影响其健康的因素（NIEHS，2014b）。
同时，还收集了各种生物样本以备将来的临床研究，包括肺功能测量。
一些参与者还接受了更为全面的临床检查，研究人员记录了与癌症死亡
率相关的各种信息（NIEHS，2014b）。

---

① 《美国法典》652（8）。
② 工业联合部美国石油学会，448 U.S.607，656（1980）。
③ 《美国法典》655（6）（b）（5）。
④ 工业联合部美国石油学会，448 U.S.607，655（1980）。
⑤ 《美国法典》655（6）（b）（5）。

同样，1969 年的《联邦煤矿健康与安全法》[1]在 1977 年修订为《联邦煤矿安全与健康法》[2]，该法案要求 NIOSH 和煤矿安全与健康管理局共同管理一个煤炭工人尘肺早期检测和预防的计划（CDC，2014）。由此产生的健康监测项目包括 X 射线监测项目，胸部 X 射线检查成为新矿工安置前体检的一部分，新矿工还被要求在 3 年后再次进行尘肺检查（CDC，2014）。该项目还要求运营商每 5 年向所有地下煤矿工人提供一次胸部 X 射线检查（CDC，2014）。如果"黑肺病"得到确认，那么处于粉尘浓度超过 1.0 mg/m^3 的环境中的个人可能需要转移到粉尘浓度低于该临界值的矿井中，并经常监测该工人的身体情况（CDC，2014）。

4.1.4　其他职责

除了健康标准和监测与监控计划之外，其他的雇主和社会责任也是适用的。美国劳工赔偿法要求设立基金，以帮助在工作中受伤或患病的个人。这类基金的一般用途是补偿损失的工资、支付与工伤相关的医疗费用，以及在工人因职业病或伤害而无法回到原来的工作岗位时提供职业康复（Guyton，1999）。

对于某些高风险公共服务职业，代表社会承担风险的个人有权获得个人健康保护。例如，所有的现役军人都可以享受长期医疗福利（VA，2014a）。通过退伍军人健康管理局，退伍军人事业部每年会为 870 多万名退伍军人提供各种服务（VA，2014b），包括"住院护理、门诊护理、诊室服务、药品配发、康复治疗、心理健康咨询和紧急救治服务"（CBO，2007，第 1 页）。

4.2　人类参与研究的风险管理

过去一个世纪的人类研究有许多弊端，为此，政府和社会制定了保护研究参与者的法规，美国人类研究保护办公室将"研究"定义为"旨

---

① 1969 年《联邦煤矿健康与安全法》，第 91－173 页（1969 年 12 月 30 日）。
② 1977 年《联邦矿山安全与健康修正法》，第 95－164 页（1977 年 11 月 9 日）。

在开发或促进对可归纳知识的系统性调查，包括研究开发、测试和评估"。[①]生物医学研究往往是审查的重点，因为它可能会对研究参与者的健康和福祉造成重大影响，同时"其发现也可能对健康产生重要影响"（IOM，2002a，第 17 页）。研究法规和政策的道德和社会目的是验证研究方案是否以造福社会为目的而对研究者造成伤害，指导个人，尤其那些没有获得直接利益的研究者对这种风险做出准确判断。此外，政策和法规还可促使将潜在利益分配给研究者（或分配给参与者群体），通过道德实践鼓励决策者，同时提高公众的信任感。

人们进行生物医学研究的目的是进一步发挥人类在太空探索中的作用，该研究从一开始就是太空探索计划的一部分。在太空探索任务中，航天员具有多重身份，包括调查员、研究协调员、研究小组成员和研究参与者。在某些情况下，航天员是主要的调查员，但在有些情况下，航天员会作为研究小组成员或飞行研究协调员，根据地面主要调查员的指导进行医学实验和收集数据。航天员也可以选择作为研究参与者，允许他们自己的生物医学信息被收集、分析并用于研究。

在研究背景下，NASA 作为一个政府机构也扮演着多重角色，它为太空研究项目提供资助和资源（设备和实验室）从而促进研究开展，同时又提供强制性政策确保法规在研究者和参与者中发挥重要作用。正如第 2 章所述，NASA 人类研究计划机构侧重于生理、环境和技术方面的研究，以促进人类更好地了解与航天相关的风险和机遇（NASA，2014）。

4.2.1　人类参与研究的规定

虽然委员会没有建立一个道德框架来管理研究员参与的太空研究任务，[②]但是管理人类参与研究的联邦法规提供了一些利于理解和接受的例子来陈述道德准则对风险接触的控制。基于描述道德研究行为的关键文

---

① 《保护人类受试者的联邦政策》46.102（d）。

② 一般来说，NASA 医疗数据不被视为研究数据，可用于更新现有的健康标准（Williams，2013）。

件,[①]美国健康与公众服务部通过详细法规管理联邦政府所支持或开展的涉及人类参与的研究。[②]

独立监督是涉及人类参与的道德研究的重要组成部分,根据共同规则[③],任何涉及人类参与的研究都必须交予机构审查委员会(IRB)审查。机构审查委员会是一个被正式任命的管理委员会,负责审查、批准和修改涉及人类参与的研究(HHS,1993)。IRB 是研究参与者利益的主要代表(IOM,2002b),独立于其他相关研究并与其他研究协调(HHS,1993)。IRB 不仅需要监督研究方案的初始情况,还需要持续审查正在进行的研究。[④]

作为研究的一般规则,随着研究参与者受到的风险增加,审查、监督和潜在利益的标准也要相应地增加。共同规则规定,只有当研究参与者遇到的风险最小,同时参与的研究又符合"合理预期且新发现具有高度重要性"时,研究才可以获得批准。[⑤]此外,IRBS 只批准研究协议,包括公平地选择参与者、保证参与者知情同意与自愿参与、规范数据收集、确保参与者安全、保护参与者隐私和数据。[⑥]

特定类型的高风险研究可能需要持续监测和审查以确保参与者的健康和安全。例如,美国国家健康研究院(NIH)就要求数据和安全监测委员会(DSMB)进行潜在危险相互作用的多站点实验(NIH,1998)。在 NIH 内部,DSMB 的主要职责包括评估数据监控系统从而保护参与者的安全;确保数据的有效性和完整性;评估研究进展以及发布关于继续或终止实验的建议(NIH,1998)。如果结果表明参与者将面临明显的风险或利益,DSMB 可以提前终止研究(NIDCR,2014)。

尽管 IRB 和相关研究机构可以批准有特定风险的研究方案,但潜在

---

① 例如,《贝尔蒙特报告》(DHEW,1979)、《纽伦堡法典》(纽伦堡军事法庭,1949)、《保护人类受试者的联邦政策》(45 C.F.R.46.101-124)和《赫尔辛基宣言》(WMA,1964)。

② 《保护人类受试者的联邦政策》46.101-409。

③ "共同规则"适用于所有联邦政府资助的涉及人类研究参与者的研究,并根据潜在利益、参与者选择和知情同意提供指导(45 C.F.R.46.101-124)。

④ 《保护人类受试者的联邦政策》46.109。

⑤ 《保护人类受试者的联邦政策》46.111(a)(1)和(2)。

⑥ 《保护人类受试者的联邦政策》46.111。

的研究参与者也可以不接受这些风险。除了少数情况以外，"任何研究都
不得将人作为研究对象……除非研究人员获得受试者授权的有效知情同
意"。①适当的知情同意涉及充分考虑研究的风险和利益，并应该"将胁
迫或不当影响的可能性降至最低"。②除其他要求外，知情同意的基本要
素包括对研究目的、程序、预期风险和利益的书面解释，以及对如何保
护保密记录的描述。对于超过最小风险的研究，研究人员需要解释如果
发生任何伤害，是否有任何补偿或及时的医疗服务。

4.3　陌生环境中的风险管理

正如第 1 章所述，探索通常是在不熟悉的环境中对信息或资源进行
探索，同时会为许多领域带来创新和发现，而人类在陌生的环境中往往
会遇到风险。在本研究中，一个与 AIR 环境勘探更相关的例子就是深海
潜水，包括商业、科学和娱乐活动。和航天员一样，潜水员也面临各种
风险，如窒息、呼吸循环问题、体温过低和身体伤害。当人类处于高压
力环境中，人体的生理变化会对其健康产生严重的风险（OSHA，
2014b）。③例如，组织中氮的分压可导致氮中毒，影响潜水员在潜水时
的判断（OSHA，2014a）。与太空探索类似，深海潜水的相关风险受任
务数量和长度（如潜水时间）、环境条件（如温度和水的能见度）以及任
务性质的影响。

不同的规定适用于不同级别的潜水员，OSHA 规定适用于商业潜水，
其重点关注人员要求、一般操作程序要求、具体操作程序要求、设备程
序要求和记录保存要求。④尽管这些法规本身就提供了一些影响健康标准
适用性的证据，但 OSHA 商业潜水标准的四个例外情况同样具有指导
意义。

---

① 《保护人类受试者的联邦政策》46.116。根据《保护人类受试者的联邦政策》46.117（c），
在某些情况下，IRB 可以放弃知情同意要求。

② 《保护人类受试者的联邦政策》46.116。

③ 《保护人类受试者的联邦政策》46.116（a）（6）。

④ 《保护人类受试者的联邦政策》1910.410-440。

第一，特定潜水活动的目的很重要，如果潜水员在不超过深度阈值的条件下使用了特定设备，[①]则 OSHA 的商业潜水标准不适用于"仅用于教学目的"[②]的作业。OSHA 解释说，与商业潜水不同，水肺潜水教练可以自行选择潜水地点和环境条件（OSHA，1997）。这些标准还包含一个特定的科学潜水（OSHA，1982），[③]尽管这是基于一个相似的理由，但进一步印证了其自愿遵守教育、科学潜水社区内"公认的安全实践标准"（OSHA，1982，第 53 357 页；Lang，2013）。[④]

第二，商业潜水条例不适用于"由政府机构控制的、出于探索、救援或相关公共安全目的而进行的作业"，[⑤]这反映了 OSHA 的决定，即"警察和相关职能的安全与健康监管最好由各个州或其政治部门执行"（OSHA，1977，第 37 655 页）。

第三，由联邦政府人类研究机构保护管理的潜水作业也被排除在外。[⑥]OSHA 认为这是因为人类参与研究应受旨在促进人类健康和安全的联邦政府监督（OSHA，1977）。此外，OSHA 的最终规则认为，潜水员的长期健康安全最好通过科学研究和持续学习、改进来实现，这些研究和改进旨在"扩大潜水生理学和技术的安全限度"（OSHA，1977，第 37 655 页）。

第四，OSHA 还包括商业潜水标准的紧急例外情况，雇主可以在必要时规定"防止或减少可能导致死亡、严重人身伤害或重大环境损害的情况"，采取某些管理措施。[⑦]纯粹的经济或财产损失不会触发紧急条款（OSHA，1977）。

如上所述，对深海潜水活动的监督并非由单一机构管辖。然而，尽管太空探索活动愈发趋于国际商业化，但其责任、投资和参与很大一部

---

① 当潜水超出特定潜水范围时，教练的潜水模式和设备在某些情况下是适用的（OSHA，1977）。

② 1910.401（a）（2）（i）。

③ 《保护人类受试者的联邦政策》1910.401（a）（2）（iv）。

④ 与科学潜水共识标准相关的例子可见于美国运通，2013 及国家海洋实验室系统，2009。

⑤ 《保护人类受试者的联邦政策》1910.401（a）（2）（ii）。

⑥ 《保护人类受试者的联邦政策》1910.401（a）（2）（iii）。

⑦ 《保护人类受试者的联邦政策》1910.401（b）。

分由 NASA 承担，包括风险管理决策。

4.4　高风险活动中的风险管理

在许多高风险活动中，保护有价值的事物的愿望可以增加地面环境对风险的可接受水平。例如，社会拯救生命和财产以及其他利益的愿望，证明了在紧急情况下消防员和警察面临高风险是合理的（美国陆军联合武器中心，2010；美国亚利桑那州应急管理办公室，2012）。在军事方面，作战目标，如涉及反恐的特殊活动，也可以证明军人从事的高风险活动是正当的（DoD，2011）。同样，联邦紧急管理局（FEMA）允许部分应急人员在职业期间接触预期辐射量的 5 倍以下从而避免大量人群暴露在辐射危险之下（FEMA，2008，第 54 037 页）。为了防止可能对人员造成重大影响的灾难性事件的发生，国际原子能机构（IAEA）提出了 500 mSv 的限值，远远超过了常规操作中 20 mSv 的范围。如果"对他人的预期利益明显大于应急工作者自身健康风险"，即使是在救生行动中，500 mSv 的限值也可能被超过（IAEA，2011，第 93 页）。同样，美国环境保护署（EPA）规定，当辐射不可避免，而且对于保护公共福利至关重要时，则可以增加辐射限值，并采取适当措施减少辐射量和监测辐射影响（EPA，2013）。

在陆地环境中，对训练有素的劳动力的需求的增加也可证明在特定环境中增加健康和安全风险的做法是合理之举。虽然美军在和平时期对于训练风险的可接受度较低，但危险的训练通常可被认作是美国服役人员的作战准备（美国海岸警卫队，2013）。例如，武装部队确实能接受诸如"高射炮"或"红旗"等高风险项目，但这些项目能为个人作战部署做好准备（美国空军，2012）。切实的高风险培训，包括实弹射击训练，被证明可用于训练消防人员和警察（NFPA，2013b；Feyst，2014）。

此外，技术和科学进步的需要也可能影响风险的可接受水平，如为保持美国的技术优势（Allenby 和 Mattick），许多潜在风险较高的新航空技术和测试飞行技术都得到了允许。

在许多情况下，联邦法规都允许与高风险相关的活动，此类法规还包含一个强制性程序，被用于通知个人风险。在发射性扩散装置和临时核装置反应中，联邦政府要求工作人员"充分了解可能发生的风险"并自愿接受风险（FEMA，2008，第 45 037 页）。对于超过 50 REM（1 REM＝0.01 J/kg）的辐射量，工作人员必须认识到这可能会产生急性和慢性癌症风险（FEMA，2008，第 45 037 页）。同样，原子能机构的安全标准要求工作人员理解与辐射相关的健康风险并自愿接受辐射风险（IAEA，2011）。在军队中，尽管飞行员会遵守飞行命令，但军队也可能让志愿者执行死亡风险加大的飞行任务（Cockerham 和 Cohen，1981）。

4.5　影响风险接受水平决策的因素

影响风险接受水平决策的因素具有高度的关联性，不同的人可能会对同一关于风险的事实做出不同的解释。NRC（1989）在其改进风险沟通的报告中，确定了影响风险感知的许多因素，包括对风险的熟悉和理解，对形势的感知控制，后果的严重性和即时性，潜在利益的水平，遭遇风险的人，特定人群，恐惧，媒体关注和对机构的信任。所有这些因素都会影响人们对利益和风险的判断，因此，在特定的活动背景下，风险的接受度也必然会受到特定的影响。因此，社会可接受的风险范围，或可允许的活动，反映了有助于人们区分可接受和不可接受行为的社会价值观和行为准则。这些价值观和规范很少阐述社会偏好或限制的具体伦理原则。相反，它们通常反映非规范变量的组合，如历史事故、政治操纵、规范因素、共同伦理原则默许的道德判断。

与风险管理相关的法规和监督通常侧重于保护个人免受某些风险的影响，当它们保护某种程度的社会利益时，这种体现更加明显。社会虽保护个人免受风险伤害，但不限制个人和机构从事特定高风险活动，在这样的情况下，就会产生许多其他责任。当我们采用过往零碎且不相关的例子时，就没有办法得到统一的模式或指导，同时也无法从中得出结论。然而，作为一个整体，这些例子就会反映出风险决策的共同伦理规范，而这些规范与 NRC 描述的许多因素恰好相对应。

4.5.1 影响风险评估和接受度的因素

没有一个总结性的陈述能够说明我们国家愿意接受风险或承诺减少风险，然而，委员会还是确定了许多共同因素，这些因素是在监督范围内进行风险决策的基础。本节分析研究了其中的一些因素，包括风险的类型和严重程度、实际危害的存在、潜在风险和利益的类型和分布、活动目的、个人与风险之间的关系、独立监督的存在以及可行性。需要注意的是，这一因素列表仅仅是说明性的，并不是影响风险评估和接受度的因素的详尽列表。

1. 风险类型和严重程度

社会对个人风险伤害的接受度通常反映对风险发生概率或特定伤害、损失的严重性的道德判断。例如，《职业安全与健康法》要求雇主在切实可行的范围内，提供没有公认危险的工作场所，确保雇员在工作期间不因接触有毒物质或危险条件而遭受重大健康损害。所以通过制定允许的限值，可以限制工人的风险，维护工人的健康。深海潜水实例中所描述的未知环境条件可能会增加个体和参与者的风险，这些都可能促使政府颁布相关规定，提高该领域的风险可接受程度。

2. 实际存在的伤害

当高风险活动确实会给个人造成较大的实际伤害时，社会道德可能会按要求采取后续行动。例如，工人赔偿计划旨在保护工人免受工作相关活动导致的实际伤害或疾病。在极少数情况下，包括在"深水地平线"号原油泄漏期间处于危险之中的人员，对其所遭受实际伤害的额外研究和监测费用由政府承担（NIEHS，2014b）。

3. 潜在风险、利益及其分布

特定类型的潜在利益会提高风险的可接受水平，正如执法人员描述的那样，在较小程度上，严重的生命和财产威胁往往会提高风险参与者的风险接受水平。同样，对国家安全的威胁也证明参与具有死亡和发病风险的活动是正当的。对训练有素的劳动力以及技术和科学进步的需求也通常被用来证明个人从事高风险活动是合理的。

除了利益类别之外，可能获得潜在利益（或避免伤害）的个体数量也在人们对风险接受水平的评定中起着重要作用。例如，原子能机构允许工作人员在紧急情况下接触更多的辐射从而避免更加严重的后果，包括生命损失和重大环境影响（IAEA，2011）。对大量人员的保护也证明根据环境保护局法规增加辐射量是合理的（EPA，2013）。风险和利益的公平分配也会影响涉及人类临床研究的管理法规。[①]

4. 活动目的

一般来说，如果风险与就业条件有关，社会似乎更愿意对同一环境下的风险施加限制。以商业深海潜水为例，尽管是出于娱乐或教学目的，商业潜水作业也可能在类似于深海潜水的条件下进行，但是政府对于商业潜水的监管措施更加健全。同样，联邦政府支持对涉及人类研究的审查，这些决定体现了一种社会观念，即工人和研究者需要额外的法律保护，以便在一定的规范下做出有关风险接受水平的决定。有时虽然潜在利益是相似的，但活动的目的是不同的，所以需要确定潜在利益和潜在风险是否平衡从而确定风险的可接受性，而活动目的则可被用于涵盖政府监管范围内的活动。

5. 独立监督的存在

用于保护个人利益的审查机构的客观独立，有助于社会接受个人健康和安全的额外风险。如上所述，在涉及人类参与的研究中，IRB 提供独立的监督机制以确保所有研究方案不会对自愿参与研究的个人产生过度风险。如果存在 DSMB，则该委员会需要在研究早期和整个研究过程中监测患者健康及危害，不过，通用规则可能会允许潜在的高风险研究方案。同样，独立监督机构通常会在航天员同意参与飞行之前进行审查并决定是否批准试飞。

---

① 《保护人类受试者的联邦政策》46.111。

进行独立监督也可以采取外部或内部咨询的形式，而不是负责最终决策。例如，联邦咨询委员会在一系列议题和主题中"提供客观、相关、向公众开放的建议"（GSA，2013）。当同一个个人担任最终决策者和顾问这两个角色时，会有明显的不同，明确角色担当不同时的区别也是至关重要的。委员会在考虑长期太空探索的健康标准和道德规范时就会首先认清这一区别。

6. 人际关系的本质

人际关系的性质会影响职责的产生与范围，从而影响落实减轻风险伤害的责任以及提高人们的风险可接受水平。美国法律和普通法规定了相应的注意义务以防止通过公开行为或不作为对他人造成不合理的损失和伤害。注意义务，通常包括减轻或限制风险的行动，可能由"特殊关系"产生，包括雇主和雇员之间的关系，控制方和保管方的关系，[①]或信托责任关系（Easterbrook 和 Fischel，1993）。其他例子包括医患关系（ACP，2012）和律师委托人关系（Small，2009）。在职业健康领域，对胁迫的担忧可能源于雇主和雇员之间的权力失衡（Hogbin，2006）。医患关系也存在类似的权力失衡以及对信息不对称、患者信息保密性的担忧（ACP，2012）。一方面，由于就业选择有限、对工作安全的担忧、风险信息不完整及工作环境缺乏控制，个别员工出现不愿接受不安全或危险的情况；另一方面，雇主通过选择雇员、设定工资、创建和监督工作条件、分配工作并确定工作节奏、评估雇员并启动雇员解雇来加强对雇工的控制，因此，雇主和雇员之间存在关于胁迫和不当影响的担忧。

7. 可行性

关于风险可接受水平的决策通常受到减少危险的可行性的影响，在某些情况下，为了将可接受的风险降到尽可能低的水平，人们会采取可行性限制。例如，根据一些环境健康法规，即使风险变得特别小，也应将允许的限值降到尽可能低。《职业安全与健康法案》对可行性的使用接

---

① 重述侵权行为 314a、314b 和 320（1965）。

受比可行性保守应用更高的风险。《职业安全与健康法案》授权工作场所的风险标准旨在确保"在可行的范围内，任何员工都不会遭受重大的健康和功能风险"。[①]联邦法院已经解释了"可行性"的定义，并将技术和经济可行性纳入OSHA制定的范围内，但OSHA不需要平衡拟议规则的成本和收益。[②]例如，其他监管机构可以选择"尽可能低的、合理可实现的风险水平"以确保风险接触量"尽可能远低于标准限制"且与许可活动的目的一致，但同时还要考虑技术状态、与公众健康安全相关的经济性改进以及其他社会、经济因素。[③]

4.6　总结

在探寻其他职业领域是如何确定风险管理决策的类比和模型时，委员会发现航天领域风险管理决策缺乏明确的框架，同时地面上的各种风险案例可以为长期太空探索健康标准的决策提供信息。风险管理决策的大部分工作都集中在避免伤害工人和旨在保护社会的研究参与者上面。风险的背景、政府、雇主及其他参与者都会在一定程度上影响责任的性质和风险管理方法。此外，这些因素还隐含了与NASA决策相关的道德准则，并为长期太空探索任务道德决策的框架构建提供了有价值的指导性见解。

必须强调的是，在某些情况下，对于太空探索来说，几乎所有的可预测风险都是致命的。即便如此，半个世纪以来，美国也一直在从事太空探索研究。正如第1章所述，委员会不会就进行太空探索任务的最终理由发表意见。然而，委员会认识到，尽管航天员面临的风险不确定，但是他们是自愿参加任务并有可能继续自愿参加任务，考虑到这一点，委员会在第5章和第6章阐述与健康标准相关的道德准则、责任和决策框架。

---

① 《美国法典》655（6）（b）（5）。
② 美国纺织品制造商协会上诉多诺万，452 U.S. 490（1981）。
③ 《保护人类受试者的联邦政策》20.1003。

参考文献

［1］ ACP (American College of Physicians). 2012. The physician and the patient. In American College of Physicians Ethics Manual. Philadelphia, PA: ACP.

［2］ Alabama Municipal Insurance Corporation and Municipal Workers Compensation Fund, Inc. No date. NFPA Standards for Fire Services. Montgomery, AL: AMIC.

［3］ Allenby, B., and C. Mattick. 2009. Macroethical and social issues in emerging technologies and the military. Presented at IEEE International Symposiumon Sustainable Systems and Technology, Tempe, AZ. http://ieeexplore.ieee.org/xpls/abs_all.jsp?arnumber=5156788&tag=1 (accessed February 5, 2014).

［4］ AAUS (American Academy of Underwater Sciences). 2013. Standards for scientific diving. Dauphain Island, AL: AAUS.

［5］ Arizona Division of Emergency Management. 2012. Emergency response and recover plan: Basic plan. http://www.dem.azdema.gov/preparedness/docs/basic_plan.pdf (accessed March 24, 2014).

［6］ Behnken, R., M. Barratt, S. Walker, and P. Whitson. 2013. Presentation to the Institute of Medicine, Ethics Principles and Guidelines for Health Standards for Long Duration and Exploration Spaceflights: Astronaut office. Power Point presented at the second meeting of the Committee on Ethics Principles and Guidelines for Health Standards for Long Duration and Exploration Spaceflights. Washington, DC, July 25. http://www.iom.edu/~/media/Files/Activity%20Files/Research/HealthStandardsSpaceflight/presentationfinal2.pdf (accessed November 8, 2013).

［7］ CBO (Congressional Budget Office). 2007. The healthcare system for veterans: An interim report. Washington, DC: CBO.

［8］ CDC (Centers for Disease Control and Prevention). 2013. The National

Institute for Occupational Safety and Health (NIOSH). http://www.cdc. gov/niosh/about.html (accessed February 19, 2014).

［9］CDC. 2014. Occupational respiratory disease surveillance: Coal Workers' Health Surveillance Program (CWHSP) resource list. http:// www.cdc.gov/niosh/topics/surveillance/ords/cwhsp-resources.html (accessed January15, 2014).

［10］Cockerham, W., and L. Cohen. 1981. Volunteering for foreign combat missions: An attitudinal study of U. S. Army paratroopers. The Pacific Sociological Review 24 (3): 329－354.

［11］DoD (Department of Defense). 2011. Special Operations. Joint Publication 3－05. Washington, DC: Joint Chiefs of Staff. http://www. dtic.mil/doctrine/new_pubs/jp3_05.pdf (accessed March 24, 2014).

［12］DOL (Department of Labor). 2014. OSHA voluntary protection programs: Current federal and state-plan sites. https: //www.osha.gov/ dcsp/vpp/sitebystate.html (accessed January 15, 2014).

［13］Easterbrook, F., and D. Fischel. 1993. Contract and fiduciary duty. Journal of Law and Economics 36 (1): 425－446.

［14］EPA (Environmental Protection Agency). 2013. PAG manual: Protective action guide and planning guidance for radiological incidences. Washington, DC: EPA.

［15］FEMA (Federal Emergency Management Agency). 2008. Planning guidance for protection and recovery following radiological dispersal device (RDD) and improvised nuclear device (IND) incidents. Federal Register 73 (149): 45029.

［16］Feyst, M. 2014. Live-fire training: Much preparation for safety. http://www.fireengineering.com/articles/2013/01/life-fire-training-much-preparation-forsafety.html (accessed January 15, 2014).

［17］Fischler, G., H. McElroy, L. Miller, S. Saxe-Clifford, C. Stewart, and M. Zelig. 2011. The role of psychological fitness-for-duty evaluations in law enforcement. The Police Chief—The Professional Voice of Law

Enforcement 8 (LXXVIII).

[18] GSA (General Services Administration). 2013. The Federal Advisory Committee Act (FACA) brochure. http://www.gsa.gov/portal/content/101010 (accessed February 27, 2014).

[19] Guyton, G. 1999. A brief history of workers' compensation. The Iowa Orthopaedic Journal 19: 106–110.

[20] HEW (Department of Health, Education, and Welfare). 1979. The Belmont Report: Ethical principles and guidelines for the protection of human subjects of research. Washington, DC: DHEW. http://www.hhs.gov/ohrp/policy/belmont.html (accessed February 5, 2014).

[21] HHS (Department of Health and Human Services). 1993. Chapter 1A: Jurisdiction of the Institutional Review Board. In Institutional Review Board Guidebook. Washington, DC: HHS.

[22] Hogbin, G. 2006. Power in employment relationships: Is there an imbalance?Wellington, NZ: New Zealand Business Roundtable. http://archive.hrnicholls.com.au/articles/hrn-hogbin1.pdf (accessed February 5, 2014).

[23] IAEA (International Atomic Energy Agency). 2011. Safety standards: Radiation protection and safety of radiation sources—international basic safety standards. In General Safety Requirements Part 3. Vienna, Austria: IAEA.

[24] IOM (Institute of Medicine). 2001. Safe passage: Astronaut care for exploration missions. Washington, DC: National Academy Press.

[25] IOM. 2002a. Integrity in scientific research: Creating an environment that promotes responsible conduct. Washington, DC: The National Academies Press.

[26] IOM. 2002b. Responsible research: A systems approach to protecting research participants. Washington, DC: The National Academies Press.

[27] IOM. 2010. Assessing the effects of the Gulf of Mexico oil spill on human health: A summary of the June 2010 workshop. Washington,

DC: The National Academies Press.

［28］Kennedy, C. H., and E. A. Zillmer. 2012. Military psychology: Clinical and operational applications, 2nd ed. New York: The Guilford Press.

［29］Lang, M. A. 2013. Diving in extreme environments: The scientific diving experience. Power Point presented at the second meeting of the IOM Committeeon Ethics Principles and Guidelines for Health Standards for Long Duration and Exploration Spaceflights. Washington, DC, July 25.

［30］NASA (National Aeronautics and Space Administration). 1999. Johnson Space Center: Johnson Space Center shines with OSHA star rating. http://www.nasa.gov/centers/johnson/news/releases/1999_2001/ j99−20.html (accessed January 15, 2014).

［31］NASA. 2007. NASA space flight human system standard. Volume 1: Crewhealth. NASA−STD−3001. https://standards. nasa.gov/documents/ detail/3315622 (accessed November 8, 2013).

［32］NASA. 2011. NASA space flight human system standard. Volume 2: Human factors, habitability, and environmental health. NASA− STD−3001. https://standards.nasa.gov/documents/detail/3315785 (accessed December4, 2013).

［33］NASA. 2014. Human Research Program: Human health and safety. http://www.nasa.gov/exploration/humanresearch/areas_study/overview/ index.html (accessed January 15, 2014).

［34］NFPA (National Fire Protection Association). 2013a. Standard 1582: Standard on comprehensive occupational medical program for fire departments. Quincy, MA: NFPA.

［35］NFPA. 2013b. Standard 403: Live Fire Training Evolutions in Structures. Quincy, MA: NFPA.

［36］NIDCR (National Institute of Dental and Craniofacial Research). 2014. Dataand Safety Monitoring Board (DSMB) guidelines. http://www. nidcr.nih.gov/Research/ToolsforResearchers/Toolkit/DSMBGuidelines.

htm (accessed January 15, 2014).

[37] NIEHS. 2014a. About the study: Gulf long term follow-up study. https://gulfstudy.nih.gov/en/about.html (accessed January 14, 2014).

[38] NIEHS. 2014b. The GULF STUDY. http://www.niehs.nih.gov/ research/atniehs/labs/epi/studies/gulfstudy (accessed January 14, 2014).

[39] NIH (National Institutes of Health). 1998. NIH policy for data and safety monitoring. Bethesda, MD: NIH.

[40] NRC (National Research Council). 1989. Improving risk communication. Washington, DC: National Academy Press.

[41] NRC. 2006. Assessing fitness for military enlistment: Physical, medical, and mental health standards. Washington, DC: The National Academies Press. Nuremberg Military Tribunal. 1949. Trials of war criminals before the Nuremberg military tribunals under Control Council Law No. 10., Vol II. Washington, DC: U. S. Government Printing Office.

[42] OSHA (Occupational Safety and Health Administration). 1977. Occupational safety and health requirements: Commercial diving operations. Federal Register 42: 37650.

[43] OSHA. 1982. Educational/scientific diving. Federal Register 47: 53357.

[44] OSHA. 2014a. Commercial diving laws. https://www.osha.gov/SLTC/ commercialdiving/laws.html#table_1 (accessed March 24, 2014).

[45] OSHA. 2014b. Commercial diving: Dysbarisms and other selected health effects. https://www.google.com/search?q=hyperbaric+conditions &rls=com. microsoft: en-us: IE-SearchBox&ie=UTF−8&oe=UTF− 8&sourceid=ie7&rlz=117NDKB117NDKB_enUS552 (accessed March 24, 2014).

[46] Quigley, A. 2008. Fit for duty?: The need for physical fitness programs for law enforcement officers. The Police Chief—The Professional Voice of Law Enforcement 6 (LXXV).

［47］Serra, C., M. Rodriguez, G. Delclos, M. Plana, L. Gomez Lopez, and F. Benavides. 2007. Criteria and methods used for the assessment of fitness for work: Asystematic review. Occupational and Environmental Medicine 64 (5): 304–312.

［48］Small, D. 2009. Lawyer and witness: A special relationship. In: Preparing Witnesses: A Practical Guide for Lawyers and Their Clients, 3rd Edition, edited by D. I. Small. Chicago, IL: American Bar Association. University National Oceanographic Laboratory System. 2009. Research vessel safety standards. UNOLS: Narragansett, IR. https://www.unols.org/publications/manuals/saf_stand/2009RVSS_web 2012updates.pdf (accessed March 23, 2014).

［49］U. S. Air Force. 2012. Nellis Air Force Base: 414th combat training squadron "Red Flag." http://www.nellis.af.mil/library/factsheets/factsheet. asp?id=19160 (accessed March 24, 2014).

［50］U. S. Air Force. 2013. Aerospace medicine: Medical examinations and standards. Air Force instruction 48–123. http://static.e-publishing.af.mil/ production/1/af_sg/publication/afi48–123/afi48–123.pdf (accessed March 23, 2014).

［51］U. S. Army Combined Arms Center. 2010. Disaster response staff officer's handbook: Observations, insights, and lessons. Ft. Leavenworth, KS: Combined Arms Center. http://www.uscg.mil/hq/ cg5/cg534/nsarc/Disaster%20Response%20Response%20Staff%20Off icers%20Handbook%20 (Nov%2010)8.pdf (accessed March 24, 2014).

［52］U. S. Coast Guard. 2013. United States Coast Guard standard operating procedures for the Coast Guard Training System: Volume 14—High-risk training. Washington, DC: U. S. Coast Guard. http:// www.uscg.mil/forcecom/training/docs/HRT_SOP_01_Feb_13v3.pdf (accessed March 23, 2014).

［53］VA (Department of Veterans Affairs). 2014a. Health benefits: Veteraneligibility. http://www.va.gov/healthbenefits/apply/veterans. asp (accessed January 15, 2014).

[54] VA. 2014b. Veterans Health Administration. http://www.va.gov/health (accessed February 27, 2014).

[55] Williams, R. 2013. Charge to the IOM Committee on Ethics Principles and Guidelines for Health Standards for Long Duration and Exploration Spaceflights. Power Point presented at the second meeting of the IOM Committee on Ethics Principles and Guidelines for Health Standards for Long Duration and Exploration Spaceflights. Washington, DC, May 30. http://www.iom.edu/~/media/Files/Activity%20Files/ Research/HealthStandardsSpaceflight/Rich%20Williams.pdf (accessed November 8, 2013).

[56] WMA (World Medical Association). 1964. Declaration of Helsinki. Ferney Voltaire, France: WMA. http://www.wma.net/en/30publications/ 10policies/b3 (accessed February 5, 2014)

第 5 章　关于道德准则的建议

　　为涉及风险和不确定性的人类活动制定道德框架时，需要提出一系列问题来帮助定义目标和参数：具体涉及哪些风险？风险的可能性和规模是多少？风险是如何产生的？目标活动的潜在好处是什么？利益应该归谁？整个过程中要保护哪些价值观？利益相关者是谁？框架应适用于谁？框架的适用条件是什么？

　　正如 2001 年 IOM 的报告《安全通道》中所述，在进行长期太空探索任务时应重新审视道德准则。

　　目前，针对临床研究和实践的道德标准是在短期太空探索阶段发展起来的，在那个时代，进行重复任务是正常的，且只需要几天时间便可以返回地球。但是，在未来地球轨道以外的太空探索任务将更多，航天员也将会需要经历更长时间的飞行才能到达目的地，在这样的情况下，航天员将不可能快速返回地球。对航天员而言，为陆上医疗健康和研究制定的道德标准可能无法满足长期太空探索任务，如地球轨道持续飞行、空间站居住和星际之间的往来飞行。因此，对现道德标准重新评估势在必行（IOM，2001，第 173 页）。

　　如上所述，参与长期探索性太空飞行的航天员将面临许多重大风险，包括健康受损。其他个人和团体也可能会受到这些任务的影响，包括航天员家属、希望参与未来任务的航天员以及负责人类航天计划的 NASA。NASA 作为一个政府机构，负责有效管理风险并为公共支出获得最大利益，作为这一责任的一部分，NASA 面临着任务成员的健康问题对正在进行的任务和未来任务造成的潜在威胁。反之，太空探索任务的停止或放缓也会影响太空计划、近期和长期目标，计划参与的人员及为任务做准备的航天员。

　　更宽泛地说，美国公众作为太空探索任务的利益相关者会以许多重要的方式受潜在健康问题的影响，一个相关的考虑涉及太空探索和国家价值共鸣的方式。太空任务，特别是新颖的任务，往往是国家关注的重点，而航天员也许是太空探索文化和国家意义的最明显体现。成功的任务，伴随着航天员健康安全地返回地球，这代表着巨大的成就，是民族自豪感的源泉。这也是为什么尽管在探索过程中会对人类的生命和健康造成危险，但许多国家及其人民仍在继续探索。人类航天工业的商业化发展也证明了太空探索的必要性。尽管太空飞行的风险尽人皆知，包括"阿波罗"计划和其他航天飞行计划的生命损失，但最近航天员的申请数也是有史以来最多的一次，NASA 从 6 000 多名申请者中选出了 8 名航天员（NASA，2013b）。然而，尽管人类的想象力和探索的主动性可能没有已知的局限性，但公众仍然期望 NASA 和新的商业太空公司适当地为保护机组人员和乘客的福利投资。对航天员的伤害，不论是发射失误或意外风险都可能威胁利益相关者对任务执行机构的信心并可能危及对特定项目的资金支持。当一个机构为一个独特的社会使命服务且没有其他机构能够实现相同目标时，保障公众对任务执行机构的信心就显得尤为重要。此外，公众对 NASA 的信心还可以扩展到对政府的信心。

　　NASA 的健康标准基于对现有健康风险的了解而建立，并随着新知识的获得不断更新。然而，在考虑长期太空探索任务时，NASA 必须决定好如何处理那些高风险任务。因此，NASA 面临三个层次的健康标准决策，在这个决策框架中（第 6 章会更详细地描述），第一个也是最广泛的决策是，任务是否在道德上比健康标准允许的安全风险更大，任务在何种条件下会使航天员面临更高的风险。正如前几章所述，长期探索任务将带来严重的风险，这些风险肯定不符合 NASA 的某些健康标准，同时在未来还有可能面临新的和未知的风险，这也就意味着未来的健康标准需要被重新制定。如果确定存在健康风险和标准，但拟议的任务并不符合这些条件，NASA 则必须在下面三个选项中做出选择：① 应用这些标准（因此，考虑到现有的风险缓解能力，取消此类任务的预测权）；② 批准个别任务的例外情况；③ 创建新的健康标准。上述这些选项只适用于长期太空探索性任务，委员会在第 6 章就备选方案中的适当行动方案提出建议。

　　如果 NASA 认为长期太空探索性任务在道德准则上是合理的，那么下一层次就需要考虑对特定任务的设计以满足太空飞行的道德准则和义务。具体任务将带来自身的潜在利益和机遇，以及自身的风险和挑战。对具体任务的评估将涉及诸多因素，如目的地特征、任务目标、持续时间（取决于目的地、推进系统和系统可靠性）、健康风险、环境风险以及风险缓解的可行性等，而风险和风险缓解策略将针对任务的所有要素进行评估。

　　假设一个特定的任务可以被设计成符合道德可接受的标准，那么第三层次的决策就要涉及个人航天员和任务成员的选择标准和过程，这时需要认定一点，即个人风险的敏感性和任务成员的技能各不相同。

　　本章提供了一套可用于指导三个层次的决策的道德准则，其中每一项原则都与健康标准的决定有关。例如，根据对航天员健康的影响，评定可用的缓解策略、任务的预期效益及给定的风险接受水平。第 6 章将描述反映道德准则应用的过程，如制定和完善健康标准的过程以及航天员参与可接受风险的决策过程。道德准则的应用原理和过程均出于对长期太空探索任务中的不确定和未知因素的考虑。

　　下面确定并讨论了避免伤害、提供利益、平衡风险和利益、尊重自主性、公平性和忠诚度的原则。每一节都从对该原则的简短描述开始，接着是对如何使用和应用该原则的简要示例；最后则会重点介绍长期太空探索任务的原则。第 6 章分析了实施原则所需的责任（知情决策、持续学习、独立分析、透明度），并提出了一个决策框架，以用于制定和实施长期探索性太空飞行任务的道德准则和责任。

5.1　概述

　　无论面对的是哪个领域，都有许多可能的方法来分析和解决道德问题，在解决道德问题的一般方法上，达成共识的挑战之一是道德理论层面的分歧。几个世纪以来，哲学家们一直在争论西方道德和政治哲学主要理论的相对优缺点：功利主义、基于责任的方法、基于美德的理论等。避免单一道德理论的一个成功方法是将重点放在中层原则上，而不是置于它们所属的或衍生的理论上。事实证明，当专家委员会（由不同个人组成）在公共政策背景下的道德问题上寻找共同点时，这种方法尤其成功。这是美国地标委员会使用的方法和推断，也是国家医学和生物研究保护人类研究参与者的原则基础（HEW，1979）。委员会采取了一种基于原则的方法，承认其工作的可行性和适用性。委员会在原则及其应用的整个讨论过程中都提到了职责，认为这些职责不仅与所确定的原则一致，而且也与一系列道德理论相一致，这些理论不含任何人们有意或无意认可的特定道德理论。

下面论述的道德准则借鉴了用于保护研究参与者的生物道德准则，几十年后，这些道德准则已经得到了很大的改进（HEW，1979；Beauchamp和 Childress，2013）。它们的基础以及能够多大程度地代表一个道德准则已被充分讨论，许多支持者认为，这些原则至少反映了所谓的共同道德准则（Gert，1998；Beauchamp，2003）。正如下面所述，这些原则中的前三个原则——避免伤害、提供利益、风险和利益间的有利平衡，无论是对个人还是与之相关的其他人都是十分重要的。而其他三项原则——尊重自主性、公平性、忠诚度则代表与长期太空探索任务健康标准相关的一个重要概念。这些原则并不是为单一背景制定的，也并非是航天领域所独有的，都是对一系列政策领域（包括临床医学、生物医学研究、实验室科学、公共健康）的道德准则和经验收集、完善和阐明的产物。

本书中关于道德准则的许多讨论都借鉴了涉及人类研究道德准则审查的方法、经验和教训，这些方法、经验和教训与长期太空探索任务中提出的风险和利益问题有一些相似之处。例如，在许多人类参与的研究中，研究参与者应同意承担健康风险，包含一些未知或不确定的风险，而且对于可实现的巨大利益也不能独享，而是要归全社会所有。潜在参与者被要求通过知情同意过程做出决定，包括信息披露和自愿参与协议。同样地，航天员也要承担一些未知或不确定的风险，为政府和公众实现利益，同时他们的参与是自愿的，是基于披露和最佳分析做出的决策。

被确认为是人类参与研究基础的道德准则是社会科学和医学研究实验中一系列被高度宣传的系统性违反行为的遗留问题。对研究参与者的剥削性使用使得《国家研究法》（P.L.93-348）在 1974 年得以通过，该法成立了保护参与生物和行为研究的人类的国家委员会。贝尔蒙报告是委员会最重要和最具影响力的出版物之一，它确定了三个基本的道德准则：尊重人、慈善和正义。该法还确定了申请的过程：知情同意、风险和利益评估以及参与者的选择。这些过程为开展涉及人类参与的生物医学和行为研究提供了分析框架（Hew，1979）。

对人的尊重反映了一种信念，即所有个人都必须被视为自治代理人，而那些自治权降低的人就应该受到保护。应该确保那些人做出参与研究的决定是自愿的，并且要保证其在做出决定之前有足够的信息。利益要求研究不去伤害那些参与的人，而是最大化潜在利益，同时最小化对参与者的影响。因此，调查人员有责任收集相关信息，并对风险和利益进行充分评估，只有在出现"有利比率"时才能进行研究。公正或"公平分配"包括两个方面：① 在选择研究者时应基于研究问题的具体标准，而非可用性、机会或受威胁的点（如社会经济脆弱性、健康状况差、年龄、其他不利条件或能力不足）；② 对研究的潜在利益应公平分配。

5.2　避免伤害

道德哲学中的一个基本原则是非恶意，它确定了避免对他人造成伤害的道德义务。对该原则的多数分析都包含消除现有危害和防止危害发生的附加道德责任。避免伤害他人的原则在西方道德哲学中有着明确的地位，无论是基于职责（Kant，1998）、效用（Mill，1879）、美德（Aristotle，2009）、道德直觉抑或是基于所谓的谨慎义务的更新方法，道德义务都源自我们与他人之间的关系。具体来说，避免伤害意味着个人有道德义务（也就意味着他们必须作为道德问题来做），以避免对他人造成伤害，伤害一般定义为对利益造成损害（Feinberg，1986）。这种对利益的损害可能包括身体伤害、心理伤害、财产伤害、经济伤害及其他。所有人都有道德义务，如不要用棒球棒打别人，拿走他们的钱，损坏或偷走他们的财产等，这些是我们从生命早期就开始学习的课程。

然而，预防或消除伤害的相关道德义务并不太明显，防止损害的义务与避免损害的义务密切相关，但并不完全重叠。在小孩子经常光顾的地方，不在游泳池周围竖起栅栏，无论如何都是不负责任的，但这并不等同于把小孩推进游泳池。一个是未能防止可能的伤害发生，而另一个是未能避免造成伤害；两者都是道德上的缺陷，但它们是不同的。消除伤害与避免伤害有着不同的地位。继续以小孩落水这一例子为例，难道每个人就应该有义务去营救掉入水池中的孩子吗？过路人有道义上的责任去营救吗？人们希望能够得到他人的帮助，但社会认为人们只有在有限的情况下才能得到帮助。例如，当救援风险与专业职责一致，或者所需行动的风险远远大于其可能带来的利益时，消除伤害可能会被视为仁慈原则（为他人做好事）的一部分，而不是避免伤害原则的一部分。

　　避免伤害的原则不可避免地会产生一个问题，即个人必须在多大程度上采取行动来降低风险或防止伤害他人，从而履行义务，特别是在面临不确定风险的情况下，这一问题就显得更为重要。美国的公共政策制定过程提供了许多与减少或限制有害风险相关的例子。在普通法中，注意义务包括防止通过公开的作为或不作为对他人造成不合理的损失或伤害。美国最高法院在工业联合部 AFL-CIO 美国石油学会案中裁定，OSHA 确定的苯接触限值必须得到大量证据的支持，这些证据表明"风险危害很大"，需要使用"保守假设……对于存在的错误风险应过度保护，而非保护不足"。[①]

　　在某些情况下，如长期太空探索，其风险有许多未知，且存在很大程度的不确定性。对于这些类型的任务，可能会同时存在"已知未知"（未知范围的已知风险，即银河系太空辐射）和"未知未知"（未预料到的风险）的风险。在这种情况下，就需要在可行的范围内，在政策和计划决策中，采用迭代方法来保护工人（或保护公众）（见 5.2.1 节解决避免伤害的不确定性）。对于其中没有消除"未知未知"的故障保护措施，任务本身可以尽可能地减少风险并从先前的任务中不断学习。

5.2.1　解决避免伤害的不确定性

　　当任务涉及新技术、风险接触和之前未识别的危害时，在风险评估

---

① 《美国法典》607，656（1980）。

中使用合理可靠、基于频率的风险概率通常不可行。在这种情况下，决策者通常使用基于上限的风险估计方法。采取谨慎的做法有利于决策者强调保护，首先根据持续学习的承诺，利用所获得的经验和知识；然后逐步提高应对风险的能力，从而为未来的决策提供信息。

首先，这种方法结合了决策中灾难性伤害不可量化但可靠的设想，由于意外的、不可逆转的伤害是引起重大社会争议的来源，因此预防性决策既可以保护遭遇健康风险的人的福利，也可以保护负责实施风险活动的机构的完整性。然后，谨慎的方法允许以随着时间推移逐步降低不确定性的方式组织风险活动。进一步的研究和对不确定领域的谨慎探索可收集更多的证据，这些证据可以为更定量的风险收益评估提供信息。最后，谨慎做法如果应用得当，可将风险和利益分配得更加公平。通常，与风险和修复相关的成本由不同的个人承担。如果与健康相关的风险是非自愿承受的，那么预防措施就应提供对不公正遭遇的保护，并提供考虑风险和利益公平分配的机会。

药品开发商和监管机构通过两种方式协商不确定性。首先，他们通常在选择给患者的初始剂量时会考虑使用"安全因素"。例如，在药物开发过程中，药物开发人员在首次给患者使用新药时，通常会在计算起始剂量时引入安全边际，以此说明先前的动物研究中可能未检测到毒性。然后，他们经常会给不同的患者用药并从中汲取经验，以便于后续研究，如第一个患者对药物的反应可能会在给第二个患者服用药物之前就被监测出来，这样就可以降低药物剂量并再次观察使用效果。

NASA 与许多其他会面临不确定、高严重程度、不可逆转的风险的组织一样，将安全边际纳入风险评估、工程和规划决策中。此外，还实施了研究和持续改进周期，以确保从经验中学习，并在适当时间和道德上可接受的情况下提高风险。

5.2.2　将道德准则置于背景之下

在专业或慈善背景而非个人职责的背景下，尽管避免或防止伤害的义务同样重要，但往往执行起来很复杂。例如，医生何时可以让病人处于危险之中？在危及生命的情况下接受手术是一个常见的例子。通常的分析是，挽救病人生命的好处证明了潜在风险的合理性，如切口和麻醉造成的伤害，病人既承担风险，又获得了随之而来的好处。即使患者完全自愿接受手术，外科医师也会决定手术技术和方法。也就是说，即使有十分正当的理由，也要服从患者自己的决定，这也包括患者在手术后可能遇到的危及生命的后果。

在其他情况下，个人受到的伤害可能会被伤害带来的好处所抵消，但这些潜在的好处可能会附加到其他人身上，而非受伤害者本人，例如早期药物开发实验。在这样的事例中，必须增加对避免伤害的关注，因为这不但不能对参与者本人产生任何抵消性利益，而且可能导致不进一步修改就不允许进行研究的情况。在个人为他人或社会利益而受到伤害的情境中，通常会采用避免、保护和消除伤害的政策，无论是通过最小化研究参与者的风险、要求消防员使用安全设备和防护装备，还是限制石油钻井工人危险工作的类型和持续时间，都是如此。

5.2.3　专注于航天领域的原理

人类太空探索飞行是建立在这样一个认知基础上进行的，即它使其他人（航天员）暴露于某些不确定的风险中，而这些风险将为整个社会带来很大的（如果不是唯一的）益处，因此不能为研究参与者带来潜在利益的研究与既可能带来风险又可能带来益处的医学治疗有很大的相似性。这种动态关系使得人们对太空飞行风险的正当理由要求更高，高于风险承担者能直接从风险中收益这一种情况。在陆地环境中，如果不可能完全避免或预防风险，通常有办法消除伤害或营救受到伤害的个人。但是，在长期太空探索中，救援会面临许多挑战，因为航天员根本不可能立即返回地球。

任何对长期太空探索性飞行任务健康标准的考虑都必须遵循避免、预防或消除伤害的原则，包括所有通过飞行器设计、安全流程、保护技术和其他风险缓解策略进行的可行性工作。此外，如下所述，风险和利益的平衡也必须是适当的，对于公平分配和参与决策，航天员应十分了解。除了要考虑航天飞行任务对航天员的伤害外，还应考虑其对航天飞行企业和 NASA 的潜在威胁。避免这些伤害为降低风险提供了额外的动力，因为对航天员健康的短期或长期伤害、航天器的潜在损坏或损失、任务部分或全部失败都可能对 NASA 未来的太空探索任务造成严重影响。

5.3 提供利益

与避免伤害相关的道德准则是为他人提供利益的原则，通常称为仁慈原则（Hew，1979；Beauchamp 和 Childress，2013）。它通过促进有益的行为来指导道德行为。当考虑到与行动相关的风险时，这一点尤为重要；同时，潜在利益也是一个重要的道德平衡点。提供利益可以是一项明确的义务，因为"好心的撒玛利亚人"有义务帮助他人。在其他情况下，为他人做好事是值得称赞的，但不一定是必需的。

虽然避免故意伤害的义务与提供利益的义务在道德地位上有着明显的不同，但它们并不总是那么容易区分。例如，有时利益只有在风险中才能实现。医学治疗总是充满着这种紧张关系（癌症患者能忍受多少有毒的化疗药物；为了治疗疾病或试图减轻痛苦，什么时候进行危险的手术是可以接受的）。正如本章在后面提到的，风险和利益之间的平衡是NASA 制定合乎道德的健康标准的一个重要特征。

5.3.1 将道德准则置于背景之下

慈善原则在医学伦理学和医患关系中有着长期的地位，在医学中，治疗过程中的风险伤害可能会被一个人所获得的利益抵消。但其他行业却并非如此，包括许多职业环境，在这些环境中，工人面临着为雇主、公司、股东或社会实现利益的重大风险。消防员和警察经常为了他人和社会的利益而把自己的生命和健康置于危险之中。军人承担着保卫国家的义务，为了国防利益，保护国家的自由和价值观，经常面临生命和健康的重大风险。人们寻求的利益通常是有价值且重要的，利益的实现承担着制度责任——既要确保实现利益，又要最大限度地减少潜在危害、成本和由此产生的负面影响。

5.3.2　专注于航天领域的道德准则

尽管航天员有个人动机或可能从参与太空任务中获利，人类航天飞行，在很大程度上，是通过技术和科学的进步，以及国家和国际的自豪感和合作而实现的。NASA 的使命是实现太空探索的好处，正如其愿景宣言中所述，是"达到新的高度，揭示未知，使我们的所做和所学惠及全人类"（NASA，2013a）。除了太空计划、研究和发展部门及社会所实现的利益外，长期探索性任务还可能产生有利于未来任务参与者健康的信息。

这些任务背景下的善举需要以实现多重利益的方式来最大限度地规划、执行和跟进。如下所述，满足慈善原则不能单纯地看获得利益的大小，相反，还必须要看这些利益是如何分配。公平原则显然具有一定的作用，因为参与航天飞行的机会和所取得利益的分配是在公平原则下进行的。NASA 已在详细说明、分析和阐明长期太空探索任务风险方面做出了大量努力，在评估任务的好处方面也做出了类似努力，这是因为与当前健康标准风险相关的决策需要权衡这两点。

5.4　风险和利益之间的有利平衡

有许多领域要求个人或团体为他人的利益承担健康风险，如军事服务和紧急救援工作（见第 4 章）。许多领域的发现和创新都涉及为他人带来利益的风险，包括药物实验和实验实点。为使这些活动在道德上更加合理化，在追求利益的同时必须弥补道德上的潜在损失，将这一概念封装在风险和利益有利平衡的原则中。个人在考虑是否从事可能对自己造成伤害的行为或活动时，会就风险和利益的权衡做出决定。对于以个人为中心的决定来说，很少有社会强加的避免伤害的限制。然而，在许多其他情况下，都有很强的道德要求，以确保风险与利益的良好平衡。其中之一是个人在承担风险时会对他人造成非自愿风险，如有关酒精使用和驾驶的法律、公共场所吸烟限制、环境法规和职业安全标准。而以更广泛的社会目标名义开展风险活动的其他领域包括军事服务、救援工作和参与高度新颖的医疗干预（如免疫疗法、细胞干预）。社会（包括公共机构、政府机构和私营实体部门的成员）有义务在招聘和培训时告知参与者做出良好的判断，特别是各国政府应确保被批准的活动的潜在风险与利益充分平衡。

太空探索需要国家批准，因为它会给他人带来风险，正如前面所述，许多其他利益相关者可能会受到个别航天员所承担的风险的影响，包括同行机组成员、NASA、承包商，以及任何受益于太空探索的企业实体和个人。NASA 是一个在公共机构范围内，由国家批准并以公共利益为名进行太空探索的机构。

促进风险和利益之间的有利平衡通常涉及以下几项活动。

（1）风险和效益的系统评估。这需要尽可能彻底地积累关于风险和利益的证据并对这些证据进行系统的评估，以及收集不同形式的定量和定性证据。通过将风险问题分解成几个部分并对每个部分进行评估，可以极大地促进风险评估。这包括系统地评估长期太空探索任务的组成部分，如发射、微重力、辐射等。风险评估人员还必须记住，风险组成部分可以附加或协同的方式相互作用，系统风险评估只有在累积风险时才可以完成。

（2）最小化风险。进行标准制定和风险决策时，应根据可行的替代方案衡量活动风险。当有其他更安全的方法来实现相同的目标时，活动就将是不可接受的危险。例如，一个任务可能会被重新设计，应用更多的屏蔽对策，选择对风险不太敏感的机组人员，以及划分劳动力/工作流程以最小化风险暴露。

（3）剩余风险的道德评估。无论是在太空探索还是在其他危险领域，如医学研究或军事活动中，都没有客观的方法来决定给定的风险—效益平衡是否有利。相反，风险利益平衡的决定是围绕许多价值观和信念所做出的直接明确的表达，下文将对风险利益决策过程和判断中的固有属性做详细说明。

（4）监控和及时审查。随着活动的展开，任何事情都会以意想不到的方式改变风险和利益间的平衡。例如，技术故障可能会削弱任务人员完成其目标的能力，从而大大降低风险—效益平衡。也可能会发生健康事件（如受伤），严重恶化航天员的风险。新的发现可能会消除继续执行任务的需要。即使对于正在进行的任务，也应尽可能多地设计机制，以便及时监测到可能改变的风险—利益平衡，并对任务做出相应修正。

5.4.1 将道德准则置于背景之下

通过在风险评估和管理领域制定的广泛研究和管理指南，可以了解有关平衡风险和利益的决策。随着新信息的出现，风险识别、风险评估和风险决策也被不断改进。

对于已知风险的行业，如化学工业、核能和药物开发，量化和降低风险至关重要。研究、监督及工人保护条例已明确了风险概况、允许的接触限值及预防和缓解措施。而政策和法规旨在在最严重的情况下（如核电站事故）解决工人的保护问题。

对于许多职业，如救援工作，风险更难被预测和量化。这时，可以采取一个涉及协议和决策框架的制定的关键风险缓解策略，以便通过系统的道德科学思维告知风险利益决策方。当其他领域遇到无法量化的风险，可采用预防措施或决策规则等方式促进非任意决策。

5.4.2 专注于航天领域的道德准则

长期太空探索任务的健康标准，以及有关具体任务的决定，应该表现出风险和利益的良好平衡。平衡风险和利益可能需要对航天员可接受的风险设定一个上限，特别是当努力涉及国家利益的紧迫性以及航天员自愿承担风险时，更应该如此（见 6.1.1 节知情决策）。目前，有很多建立限制的理由，这些限制也源于航天员和公众持有的价值观和信仰。要考虑的风险应该包括那些影响航天员福利的风险，以及太空探索事业的风险。要考虑的利益应该包括那些预期会为社会和未来的太空探索人员带来的利益。在判断风险—利益是否可接受时，应考虑可量化的风险和利益，以及根据现有知识不可量化的风险–利益。风险—利益判断应反映以下特性（Fischhoff 等，1981）：

（1）合理性。决策应该建立在有证据的基础上，并且在逻辑上与价值观和偏好相结合。

（2）系统性。决定应以尽可能彻底的证据积累为基础。其中大部分证据应源于对风险的观察和实验研究，但也可以取自其他来源。例如，了解用户应用某项技术时可能使用的典型快捷方式，或者了解不同利益相关者将如何体验风险，都可以帮助评估风险。此外，在考虑某项活动的风险和利益时，必须充分理解不同利益相关者所持有的价值观。

（3）明确性。决策者应努力明确支持其决策的价值观和假设、用于实现这些决策的证据和推理以及围绕在这些证据周围的不确定性。在长期太空探索任务中，决策者不仅需要尽可能明确地说明风险估计，还需要说明任务的性质和价值，实现这些目标的替代和安全战略的可行性，以及为什么追求这些足以弥补与之相关的健康风险的任务。

（4）一致性。长期太空探索任务的风险可接受性判断应力求与类似活动领域的风险可接受性判断保持一致，这些活动领域应被认为具有良好的道德和政治风险判断。正如本报告其他地方讨论的，深海潜水和极地科学任务就是有用的案例。

（5）响应性。可接受的风险标准通常会嵌入并表达活动周围的深层次价值，可接受的风险决定应响应利益相关者的价值观，因为道德标准会涉及他们的利益。例如，有大量的证据表明，公众往往对与恐惧、不可控制和惊讶有关的风险不太宽容。（Slovic，1987；Sandman，1989）。

在某些方面，长期太空探索任务具有使公众更愿意承担高风险的特性，航天飞行被认为是具有社会价值的活动且航天员自愿承担风险。然而，在其他方面，这些太空任务可能会引发对风险更为严格的态度。例如，公众往往对被视为不公平分配的风险更加谨慎。这种谨慎可能也适用于航天任务，因为大多数任务规划是由不承担风险的个人完成的。此外，公众可能对涉及重要价值的风险更为严格。在许多方面，航天员是民族和文化的愿望以及价值观的体现。

（6）政治可接受性。如上所述，公众的价值观可能会发生冲突或变化。例如，职业安全倡导者对风险可接受性的看法可能会与航天员本身截然不同。自由主义者可能会拥护航天员的决策自主权，而家长主义者则可能会强调国家在保护个人免受不正当伤害方面的作用。决策和标准制定应努力考虑、适应并赢得质疑者的信任，因为这些质疑者可能会根据自己个人的观点对某一特定决策产生怀疑。

5.5　尊重自主的原则

自 20 世纪后半叶以来，尊重自主一直是生物伦理学最基本的原则之一（HEW，1979；Faden 和 Beauchamp，1986；Tauber，2005；Beauchamp 和 Childress，2013）。[①]除了作为在医疗保健和生物医学研究中对个人进行适当治疗的基础外，它也是许多公共政策的基础，这些公共政策寻求在不同的背景下培养和保护个人的自决能力，包括公民权利、消费者权利、合同和侵权法、刑事辩护条例（Smith，1982；Feinberg，1986；Raz，1986；Dworkin，1988；Shapiro，1988；Kahn，1992；Rawls，1993；Fallon，1994）。[②]这一原则根植于尊重个人的自由及其天性的解放，包括独处权（不干涉权），以及与本章讨论相关的权利，为自己做决定的权利，不受他人的不正当干涉的权利。

5.5.1　将道德准则置于背景之中

1. 自然风险

在许多情况下，个人可以自由做出决定，包括那些可能会导致其自身受伤的风险决定。在个人层面上，这些背景包括沟通、极限运动、寻求刺激的活动、装饰物刺穿和文身。在社区层面上，个人经常自愿充当消防员、救援人员或其他将自己置于危险之中的职业。从专业角度讲，个人会在紧急情况下或从事采矿等高风险工作时自愿接受高风险。关于是否接受更高程度的风险涉及许多个人决策因素，包括替代机会的可用

---

① 《贝尔蒙特报告》（Hew，1979）指出，"尊重人至少包含两个道德信念：第一，个人应被视为自治代理人；第二，自治权减弱的人有权得到保护。"

② 法伦（1994）指出，"乌托邦被认为是宪法保护隐私、程序正当程序、平等保护和自由行使权利的基础价值"，"乌托邦主义也解释了支配美国法律的反主流情绪"。

性和可行性，努力的好处和结果、补偿及安全计划。

在实践中，法律和道德都认识到，在某些情况下，限制自主决策的自由是适当的。在刑法中，被害人同意受伤害但并不总是为造成伤害的人提供辩护（英格兰及威尔士法律委员会，1995 年）。在合同法中，法院可以拒绝执行损害严重的"不合理"合同，即使该合同是自愿签订的（Ali，1981）。在侵权法中，法院允许对风险伤害能力进行限制（Ali，1979）。

然而，即使在自主权受到高度重视的情况下，如医疗保健和生物医学研究，也存在着对个体同意权的道德和法律限制。根据保护人类参与者的联邦法规，个人只能同意参与由机构审查委员会［CFR 46.111（a）］审查合格的研究，其参与高风险研究的自主权也因此而被限制。尽管患者在选择手术时有很高的自主决定权，但法律和医学道德仍然设定了限制（Bergelson，2007）。在研究道德的许多学术领域，对涉及人类参与者的研究进行监督的条例都在追求平衡，法院也在努力阐明原则，以便在更多方面界定个人同意的适当界限（Faden 和 Beauchamp，1986；美国国家生物伦理道德顾问委员会，1999；Mastroianni 和 Kahn，2001；Moreno，2001；CFR 46.111 A）。

无论是通过简单的要求设定风险最小化的标准，还是通过允许的数值限值明确说明风险的标准，许多法规和程序试图量化风险。虽然人们同意的风险限制往往难以确定或实施，但它们确实是有必要的。即使人们愿意承担风险，机构仍有责任将风险降到最低，不邀请人们从事存在不适当风险的活动。

2. 风险性

自主性也表现为个人有权调整自己向他人传递的信息。健康信息的隐私权和保密权即源于这一原则（HEW，1979；Faden 和 Beauchamp，1986；Moskop 等，2005；Beauchamp 和 Childress，2013），并且需要提及的是违反这些权利可能并不会造成直接的身体伤害。同时，也需要在个体自治与对获取社会健康信息的需要之间寻求平衡，这些信息有助于发展公共健康方面的研究，以及形成并制定透明且有据可循的政策

（IOM，2009）。因为个人有可能从利益平衡中获利（如从研究中受益），所以隐私和保密性①并不总是被准确界定为数据获取与透明度的冲突。挑战在于建立限制，同时又在信息流中找到平衡点从而造福个人和社会。隐私和保密性的丧失可能会对个人造成心理伤害（例如，如果发布敏感的医疗信息，则会造成尴尬或耻辱）、潜在的经济伤害（例如，就业歧视或无法购买人寿保险）或间接的身体伤害（例如，对隐私和保密的担忧导致患者隐瞒信息，致使其不能接受最好的医疗服务）。

5.5.2　将道德准则置于航天背景中

　　航天员对自主原则的考虑与其参与特定任务的决定、作战计划以及健康信息收集和共享的程度有关。航天员有权充分了解长期太空探索任务的健康和安全风险，这对其做出决定至关重要。航天员是训练有素、知识渊博的人，他们被提供详细介绍，并有机会在多个层面参与 NASA 的风险管理过程。

　　为未来的探测任务做准备将需要改变目前的通信模式和程序，以及航天员与地面工作人员之间的互动方式（NASA，2010）。由于未来任务（如火星任务）的性质和距离与当前的会有很大的不同，预计的通信延迟和相关技术困难在当前任务中不会出现。在通信延迟的情况下，可能会要求机组成员半自主性工作从而达到最佳的健康和工作状态，但这可能会影响通信质量及成员之间的合作情况。所以必须考虑个人与团队在执行任务、做出决策及承担其他责任时可以有多大程度的分歧及自由度（Leach 等，2005）。这不仅包含个人创建计划的自由，而且还包含成员彼此高度依赖对团队自治的影响。在航天领域，自主性指机组成员通过独立控制完成特定目标或在紧急情况下应对任务环境（如距离）的程度，当然也包含机组成员优先考虑任务目标及计划活动的程度（Reagan 和

---

　　①　虽然隐私和保密性通常可以互换使用，但它们指的是不同的概念。正如 IOM 关于健康保险可移植性和责任法案隐私规则的报告所述，"隐私权涉及个人信息的收集、存储和使用，并解决了谁可以访问个人信息以及在什么条件下访问个人信息的问题。"（IOM，2009，第 16－17 页）。"机密性，虽然与隐私密切相关，但是指那些在亲密关系背景下接收信息的人有义务尊重与数据相关的人的隐私、利益并保护这些信息"（IOM，2009，第 17－18 页）。

Todd，2008）。

关于风险性，航天员在任务期间及任务后的健康数据具有多重用途，包括对健康风险的持续学习（如为未来的机组成员制定健康和安全标准），内部评估及质量改进活动，以及通过循证政策和决策促进透明度和公众信任。由于参与任务的航天员只有一小部分，因此保护个人隐私常用策略（如取消识别数据）可能无效。即使去掉了明显的标识，如果一个任务中只有两名男性，而任务后先后报告了两例前列腺癌，则数据在本质上是可以识别的。

长期太空探索任务能为获取极高社会价值的健康数据提供机会，但在这些活动中，隐私可能特别难以被保护，这就需要持续学习并改进安全标准和风险评估策略，从而使得对于航天员的健康数据的应用不仅得当，而且符合当前和未来航天员的利益。然而，严格保护个人健康隐私和保密的政策是执行此类任务的前提。

当然，航天员也可以通过私人医疗会议报告空中医疗问题，然而如果实行并鼓励使用匿名报告机制，可能就会产生某些潜在问题，如增加了收集信息及解决隐瞒健康问题的难度。

5.6   公平性

公平原则（更恰当地说就是公正）要求类似的案例被公平地对待，或者说平等即被同等对待，不平等即被不公平对待。公平原则适用于各种社会背景，如商品和风险的分配（分配公正）、纠正过去的错误（补偿公正）或确保公平过程（程序公正）。这一原则指出，如果个人和可识别的群体处于相同或相似的环境中，那他们就是相同的群体，除非有合理的理由将其视为不同的群体。因此，治疗不必完全相同，但必须公正公平。例如，在生物医疗研究中，让妇女参加新药治疗试验是没有太大意义的，因为所有群体平等地参与试验是没有必要的。但是，公平性要求必须对仅用于治疗妇女癌症的药物的功效进行医疗试验。

5.6.1　将道德准则置于特定背景中

分配公正的考虑是决定如何分配研究参与者风险和利益的基础，尤其当研究参与者在未获得利益却经历风险时这一点更加突出。例如，药物研究参与者会承担不利健康影响，但这些不利影响主要是为整个社会带来利益。相比之下，过去将妇女排除在临床研究之外，通过减少影响妇女健康状况的现有知识库，已经产生了可预见的好处。此外，男性一直承担着此类研究的风险（IOM，1994）。

例如，补充的公平性原则支持将更多的妇女纳入临床研究，并增加了对妇女健康状况的研究以应对旧有的排斥。补充的原则也支持政府向退伍军人提供健康福利，因为国家要求军人为国家的集体安全承担重大风险，包括死亡风险。

最后，程序公平即要求程序公正。例如，在解决争议和资源分配的决策中，美国司法系统旨在为争端解决提供公平的决策程序，统一的程序能够确保每一方都提出支持立场的事实，并有权质疑公平性。程序公平的另一个案例是公众参与资源分配的决定。当俄勒冈州因资源有限而面临提供健康服务的艰难抉择时，它会为公民提供一系列参与机会，使决策更加公平（Dixon 和 Welch，1991；Fleck，1994）。

5.6.2　将道德准则置于航天背景中

正如本章前面所述，长期太空探索的一个重要道德挑战就是：与任务相关的健康风险都将由航天员及其家人承担，而所获得的利益则由未来的航天员和整个社会获得。除了要考虑风险与利益的平衡外，还应考虑风险效益分配。要求个人承担的巨大风险（无论是可能性还是伤害程度）可以通过向其承诺长期的医疗保健和健康监测来平衡，就像给退伍军人的保障那样（见 5.7 节）。考虑到某些工作（如涉及舱外活动）可能会使部分成员面临比其他成员更高的风险，在机组成员内进行风险分配应尽可能做到公平。

对公平性的关注还涉及个人和群体对风险的敏感性以及任务成员组成中的公平性问题。具体来说，妇女患放射性癌症的风险更高（见第 3

章）。尽管历史上"对妇女生育问题的关注"等概念将妇女排除在某些职业之外，[①]但最终的解决方案并非将妇女排除在外，而是使工作场所更加安全。一个理性的系统应承认风险中个体的敏感性，并利用现有的知识改善该影响。将妇女排除在长期太空探索任务之外（如辐射风险接触下的性别差异可能会使得该现象发生（见第 3 章）会造成一种不公平现象，这种不公平性会随着时间的推移显现出来。与男性相比，在多个任务过程中，由于对妇女健康影响的信息较少，这使得妇女会面临更大的风险不确定性，这样的过程就损害了妇女参与的公平性。只有妇女参加任务，才能收集到主要信息，这会直接影响到其他原则的执行，尤其是需要避免伤害及平衡风险和利益的原则。

类似的原则也适用于 NASA 确保机组成员的选择多样性、创造平等参与长期太空探索任务机会的努力。随着越来越多与疾病相关的易感性生物标记出现，几乎每个航天员都会被发现有一个或多个敏感性增加的标记。例如，有人可能对辐射更敏感，有人可能对微重力期间的骨质损失更敏感，有人可能对限制环境中的心理影响更敏感，有人对微重力相关的视觉变化更敏感，这时采取公平性原则需要全面考虑这些敏感性，特别是要使得风险和利益的公平分配及参与机会相当。

5.7　忠诚度

在某种程度上，风险是不可量化、不确定和不可知的，因此在无法提前得到良好管理的情况下，忠诚度原则被提议为"事后支持的承诺"。那些同意为社会利益承担长期健康风险的人有权获得支持，这说明在社会的持久承诺中，无论出现何种危害，这种危害都应被尽量减少。这种忠诚和互惠的概念与一种基本、广泛的共识相呼应，即"允许一些人独自承担公共负担是不公平的，这个负担应由公众作为一个整体承担。"[②]实

---

① 例如，在 20 世纪 80 年代，一家电池制造公司制定了一项政策，禁止有生育能力的妇女从事可能接触铅的工作。美国最高法院最终裁定，这些政策违反了 1964 年《美国民权法案》第 7 编（汽车工人上诉约翰逊控制公司，499 U.S.187[1991]）。

② 阿姆斯特朗上诉美国政府，364《美国法典》40，49（1960）。

际上，公众不能为航天员分担身体上的风险，但是公众可以分担风险缓解工作的成本。航天员愿意参与不确定风险的任务会导致义务双方的相互性，这点类似于"未来考虑"的法律概念，即其中一方履行义务会导致另一方责任亏欠（Garner，2009）。

5.7.1　将道德准则置于特定背景中

在大多数情况下，同意参与陆上危险工作的人员可在风险变得不可接受时选择停止工作。涉及人类参与者研究的道德和监督框架同样认可参与研究的个人拥有随时撤回参与同意书的权利［CFR 46.116（a）（8）］。当同意书可被撤销时，就减少了道德上界定参与者实质性责任的必要性。如果参与人对现有的对待方式感到不满，或他们认为参与条件不可接受时，退出任务是其中的一种选择。当然，除"有责任避免伤害并将研究方案的风险降到最低"这个一般要求外，还应讨论研究发起人和调查人员的责任（Faden 和 Beauchamp，1986）。然而，即便如此，还是很难就具体、实质性的职责达成共识，如研究发起人需要对研究参与者提供与研究伤害相关的护理或补偿。研究参与者不受约束的性质被认为会削弱忠诚度的必要性，而其所应担负的具有约束性、肯定性的义务就需要研究发起人和研究者强加给他们。

5.7.2　将道德准则置于航天背景中

航天员的知情同意书在任务开始时具有约束力且不可撤销。航天员可在任务开始前撤销，一旦任务实施，飞行器几乎不可能返回，航天员会遇到不确定和不可量化的风险，并需要承受可能对健康造成的潜在危害。长期探索性太空任务一旦开始就不可以撤销的性质引出了一个可以界定参与任务的航天员的长期责任的在道德上必要的条件。这是避免和消除伤害的道德准则的必然结论，同时还可以进一步支持该原则从而 NASA 可以向航天员提供利益。该原则支持将风险伤害降至最低并在任务期间对伤害或健康状况进行治疗。为航天员提供终身健康监测和医疗保健这一约束性职责也是风险管理的一部分，人们应从工程和设计之初就最小化风险并在任务期间和任务后期持续推进风险管理。

5.8　建议

建议 2：将道德准则用于健康标准的发展和完善

NASA 在制定长期太空探索任务的健康标准时应用了以下道德准则：

（1）**避免伤害**。该原则包括防止伤害、谨慎行事以及消除或减轻发生的伤害，因此 NASA 应竭尽一切可行措施以减少长期太空探索任务对航天员的风险，包括利用纳入安全边际的风险防御和缓解方法来解决不确定性，持续学习的方法，允许风险接受度提高的方法。

（2）**善举**。即为他人提供利益的原则，NASA 在决策时应考虑具体任务的潜在利益，包括科学和技术的重要性、潜在的受益者，后者包括当前航天员、未来的航天员及整个社会的成员。

（3）**利益与风险之间的有利平衡**。即在风险和潜在利益之间寻求有利且可接受的平衡原则，在批准长期太空探索任务时，NASA 应利用现有科学证据，系统地评估风险和利益以及每项任务所带来的不确定性，并保证利益充分大于风险。

（4）**尊重自治**。即确保个人既有自决权，又有适当程序行使这一权利的原则。NASA 应确保航天员能够尽可能多地参与任务决策，掌握所有与利益和风险相关的有用信息，并持续获取最新的风险和利益信息。

（5）**公平性**。该原则要求平等对待，公平分配负担和利益，创造和遵循公平程序。NASA 在决策时应明确处理公平性问题，包括风险和利益分配、机组成员选择及后续对航天员的保护。

（6）**忠诚性**。该原则承认为社会利益做出个人牺牲的人应收到回报，鉴于航天员参与任务的风险，NASA 应尊重义务的相互性，不仅在任务期间，在任务结束后也应为航天员提供终身医疗服务，以确保对航天员身体健康的保护。

参考文献

［1］ALI (American Law Institute). 1979. Restatement of the law second, torts. Vol. 4. Philadelphia, PA: ALI.

［2］ALI. 1981. Restatement of the law second, contracts. Philadelphia, PA: ALI. Aristotle. 2009. The Nicomachean ethics, edited by L. Brown, translated by W. D. Ross. New York: Oxford University Press.

［3］Beauchamp, T. L. 2003. A defense of the common morality. Kennedy Institute of Ethics Journal 13 (3): 259−274. Beauchamp, T. L., and J. F. Childress. 2013. Principles of biomedical ethics. 7[th]ed. New York: Oxford University Press.

［4］Bergelson, V. 2007. The right to be hurt: Testing the boundaries of consent. George Washington Law Review 75: 165−236.

［5］Dixon, J., and H. G. Welch. 1991. Priority setting: Lessons from Oregon. Lancet 337 (8746): 891−894.

［6］Dworkin, G. 1988. The theory and practice of autonomy. Cambridge, UK: Cambridge University Press.

［7］Faden, R. R., and T. L. Beauchamp. 1986. A history and theory of informed consent. New York: Oxford University Press.

［8］Fallon, R. H. J. 1994. Two senses of autonomy. Stanford Law Review 46 (4): 875−905.

［9］Feinberg, J. 1986. Harm to self: The moral limits of the criminal law. New York: Oxford University Press.

［10］Fischhoff, B., S. Lichtenstein, P. Slovic, S. L. Derby, and R. Keeney. 1981. Acceptable risk. Cambridge, UK: Cambridge University Press.

［11］Fleck, L. M. 1994. Just caring: Oregon, health care rationing, and informed democratic deliberation. Journal of Medicine and Philosophy 19 (4): 367−388.

［12］Garner, B. A. 2009. Black's law dictionary. 9th ed. Eagan, MN: West Publishing Company.

［13］Gert, B. 1998. Morality: Its nature and justification. New York: Oxford University Press.

［14］HEW (Department of Health, Education, and Welfare). 1979. The

Belmont report: Ethical principles and guidelines for the protection of human subjects of research. http://www.hhs.gov/ohrp/humansubjects/guidance/belmont. html (accessed January 2, 2014).

[15] IOM (Institute of Medicine). 1994. Women and health research: Ethical and legal issues of including women in clinical studies, Volume 1. Washington, DC: National Academy Press.

[16] IOM. 2001. Safe passage: Astronaut care for exploration missions. Washington, DC: National Academy Press.

[17] IOM. 2009. Beyond the HIPAA privacy rule: Enhancing privacy, improving health through research. Washington, DC: The National Academies Press.

[18] Kahn, P. W. 1992. Legitimacy and history: Self-government in American constitutional theory. Binghamton, NY: Vail-Ballou Press.

[19] Kant, I. 1998. Groundwork of the metaphysics of morals, edited by M. J. Gregor. Cambridge: Cambridge University Press.

[20] Law Commission of England and Wales. 1995. Consultation paper no. 139: Consent in the criminal law. http://www.bailii.org/ew/other/EWLC/1995/c139. pdf (accessed February 26, 2014).

[21] Leach, D. J., T. D. Wall, S. G. Rogelberg, and P. R. Jackson. 2005. Team autonomy, performance, and member job strain: Uncovering the teamwork KSA link. Applied Psychology 54 (1): 1−24.

[22] Mastroianni, A., and J. Kahn. 2001. Swinging on the pendulum. Shifting views of justice in human subjects research. Hastings Center Report 31 (3): 21−28.

[23] Mill, J. S. 1879. Utilitarianism. 7th ed. London: Longmans, Green, and Co.

[24] Moreno, J. D. 2001. Goodbye to all that: The end of moderate protectionism inhuman subjects research. Hastings Center Report 31 (3): 9−17.

[25] Moskop, J. C., C. A. Marco, G. L. Larkin, J. M. Geiderman, and A. R.

Derse. 2005. From Hippocrates to HIPAA: Privacy and confidentiality inemergency medicine—Part 1: Conceptual, moral, and legal foundations. Annals of Emergency Medicine 45 (1): 53–59.

[26] NASA (National Aeronautics and Space Administration). 2010. Research and technology development to support crew health and performance in space exploration missions. NASA Research Announcement NNJ10ZSA003N. http://www.oorhs.pitt.edu/Documents/EO_2010_08_02_002. pdf (accessed January 31, 2014).

[27] NASA. 2013a. NASA's vision. http://www.nasa.gov/about/index. html (accessed January 3, 2014).

[28] NASA. 2013b. Astronaut candidate class. http://www.nasa.gov/astronauts/2013astroclass. html (accessed February 6, 2014).

[29] National Bioethics Advisory Commission. 1999. Research involving human biological materials: Ethical issues and policy guidance. Vol. 1. Pp. 71–72. https://bioethicsarchive.georgetown.edu/nbac/hbm.pdf (accessed February6, 2014).

[30] Rawls, J. 1993. Political liberalism. New York: Columbia University Press.

[31] Raz, J. 1986. The morality of freedom. New York: Oxford University Press.

[32] Reagan, M. and B. Todd, 2008. "Autonomy" strategies and lessons from the NEEMO project. Houston, TX: NASA Johnson Space Center.

[33] Sandman, P. 1989. Hazard versus outrage in the public perception of risk. In: Effective risk communication: The role and responsibility of government and nongovernment organizations, edited by V. T. Covello, D. B. McCallum, and M. T. Pavlova. New York: Plenum Press. Pp. 45–49.

[34] Shapiro, D. L. 1988. Courts, legislatures, and paternalism. Virginia Law Review74 (3): 519–575.

[35] Slovic, P. 1987. Perception of risk. Science 236 (4799): 280–285.

［36］ Smith, R. M. 1982. The constitution and autonomy. Texas Law Review 60 (2): 175－205.

［37］ Tauber, A. I. 2005. Patient autonomy and the ethics of responsibility. Cambridge, MA: MIT Press.

［38］ Zoloth, L. 2013. Uncertainty, testimony, and fidelity: Ethical issues in human space exploration. PowerPoint presented at the second meeting of the IOM Workshop Committee on Ethics Principles and Guidelines for Health Standards for Long Duration and Exploration Spaceflights, Washington, DC, July 25. http://www.iom.edu/~/http://www.iom. edu/~/ media/Files/Activityhttp://www.iom.edu/~/media/Files/Activity%20Files/ Research/HealthStandardsSpaceflight/2013－JUL－25/Panel%203%20－ %20Zolof%20FINAL%20FINAL%20Ethical%20Issues%20in%20Hu man%20Space%20Explo. pdf (accessed February 6, 2014).

第 6 章　对道德准则和决策框架的建议

指导决策框架不仅仅是确定适用于个人的道德准则，将道德准则转换为道德政策通常需要多层次人员共同采取行动，包括个人、行政和社会。在考虑如何处理与长期太空探索任务健康标准相关的问题时，NASA及其他决策者必须面对与"允许个人接受超出公认上限的健康和安全风险水平"这一决定相关的额外责任。本章的讨论源自第 5 章中确定的道德准则的具体责任，该章支持与长期太空探索任务健康标准相关的决策框架。本章中的建议包含许多 NASA 在其航天健康标准研究中已经考虑或已经实施的部分。需要指出的是，采用建议的责任和决策框架不仅引入了新的流程和职责，而且还改变了现有部分的运行环境。

6.1　长期太空探索任务的道德责任

作为雇主、负责创新和探索的联邦机构、研究赞助商和国际合作伙伴，如果长期太空探索任务被视为可接受，NASA 就有义务正式承认和履行建议 2 中概述的道德准则在逻辑上产生的责任。具体来说，就是要确定将道德准则纳入现有环境是否超出了健康标准允许范围这一考虑，如果确定任务可以进行，那么，就必须知道需要满足的条件。①委员会的观点是，这种责任不仅与所确定的原则一致，而且与一系列并非有意或无意认可的特定道德伦理一致。

建议 3：完善道德准则

NASA 应采取政策或程序，认可与长期太空探索任务健康标准相关的下列道德准则：

（1）充分告知航天员进行长期太空探索任务的风险，并确保这个知

---

① 成本、时间线和技术可行性所施加的限制也会影响长期探索性航天飞行任务的决策。

情的相关决策过程是充分而适当的。

（2）坚持持续学习策略（包括健康监测和数据收集），以确保健康标准随时间推移而不断发展和改进，并告知航天员任务期间、任务之前、任务之后和其他来源获得的数据信息。

（3）就任何不符合 NASA 健康标准的特定任务征求与修改决定相关的独立意见。

（4）以程序透明、公平和及时的方式，与所有利益相关者（如航天员和广大公众）沟通与任何健康标准决策有关的理由和可能的影响（包括伤害类型、严重程度和概率估计），并提供充分的公众参与机会。

（5）为长期太空探索任务提供平等的机会。例如，认可机组成员的选择公平性意味着 NASA 应接受个体的差异，以便创造平等的参与机会，并在不危害整体任务执行的前提下，在个体差异与人口风险估计差异之间适应个体差异。

（6）为航天员提供预防性的长期健康检查和监督，以及终身健康护理，以保护航天员的健康，支持对健康标准的持续评估，提高任务安全性，降低当前和未来航天员的风险。

（7）制定和实施适当且充分保护航天员健康数据隐私和保密性的政策。

委员会认识到，在就长期太空探索任务健康标准做出决定时，人们已很少会单独考虑或应用道德准则。以下部分讨论道德准则如何以重叠或协调的方式被付诸应用的几个案例。

6.1.1　知情决策

在不同的法律和道德准则下，人们认识到自己都需要做出涉及风险的知情决定，包括同意人类研究参与者对研究和医疗决定的相关知情要求（Faden 和 Beauchamp，1986；CIOMS，2002；Mazur，2003；Tauber，2005）；依靠公司强制披露作为投资者风险保护主要模式的证券法规（Schwartz，2010）；当双方不了解协议的行为和后果时，同意协议认为无效的各种法律学说（ALI，1979）。在个人同意有效方面的要求，存在以下共识：

（1）需要做出同意决定的个人（如心智健全的成年人）的决策能力。

（2）自愿决策（没有不当影响或压力）。

（3）充分理解所涉及的要素（如性质、持续时间、目的和风险）以及就同意的后果做出知情决定（Faden 和 Beauchamp，1986；Gostin，1995；Emanuel 等，2000）。

委员会通过了"知情决策"这一术语描述航天员个人参与长期太空探索任务的过程。在许多方面，航天员参与航天飞行任务的知情同意概念与其他情况类似，特别是当航天飞行任务涉及人类研究时，这一体现更加明显。然而，也存在一些区别使得"知情同意"表述在本委员会任务范围内不适当。

1. 成熟的决策者

"知情同意"的概念适用于医疗环境和涉及人类参与的研究中，知识渊博的临床医生或研究人员与非专家（通常是病患）患者或研究参与者之间通常存在显著的信息不对称，而这些患者或研究参与者却必须同意治疗或参与。然而，法院在知情决策方面对不同类型的决策者进行了区分。例如，法院在保护美国证券条例时（Fletcher，1988），区分了有经验和无经验的投资者。即使在这种情况下，法院也为经验丰富的投资者提供了一些其他保护，特别是在确保准确披露风险信息方面："经验丰富的投资者和所有其他投资者一样，有权获得真相。"[①]

通常，缺乏经验和应用信息使航天员在做出决定时受到更大的限制。航天员是致力于探索的专业团体和文化成员，他们在某种程度上是一个共同创业者，在追求个人和组织目标（而非被动承担）时承担风险。作为航天员训练的一部分，NASA 在航天员和训练的所有阶段向他们提供详细的风险信息，包括向航天员定期更新相关信息和允许其参与风险数据分析和传播的所有阶段。这些工作主动为航天员提供了一个机会，让他们在接受给定的航天飞行工作任务之前，可以长时间冷静地考虑这些风险。

---

① 斯蒂尔上诉史密斯案，《联邦法院判例汇编》第 473 卷 1205、1207 页（1973 年第 5 巡回法庭）。

参与长期太空探索任务的决定必须与从事高风险活动个人的有效知情决策保持一致。并非所有风险都可以通过决策完全留给能力强、自主性高和足够自愿的参与者自行判断。

航天员在职业、心理和文化上倾向于接受与航天飞行任务相关的风险。NASA 认识到，在涉及高风险的情况下，还需要进行多层次审批，除航天员自己决定参与某项具体任务之外，"负责项目开展或运行的管理者"还需获得"对人身残余的安全风险"进行审核的负责技术的当局的正式同意（NASA，2012，第 35 页）。

对于个别同意或拒绝参与某些类型或级别的风险活动的决定可能会受后续担忧的持续影响。虽然经过多年的训练，但由于太空飞行任务比较少见，所以航天员在执行飞行任务期间可能会对可接受的剩余风险[①]和固有风险感到压力。NASA 的程序要求指出，航天员不同意参与任务的决定可能会导致其直接被该任务除名（NASA，2008，第 20 页）。尽管程序要求规定，此类撤回不应影响航天员未来的职业机会，但在决定是否将航天员纳入类似的研究任务时，可考虑其之前的撤回（NASA，2008）。

2. 风险信息不可减少的不确定性

另一个决策挑战在于"面对未知和有限的信息做出艰难的选择"（Farber，2011，第 901 页）。人类在进行长期太空探索任务时所面临风险的不确定性程度是不可减少的。即使已经告知决策者关于风险的最佳可用信息，也仍然需要对完整信息进行分析。长期太空探索任务可能会存在无法预知的风险，而且许多风险无法被精确量化。知情决策并不要求所有风险都是已知或是可以量化的，但是努力将不确定性传达给参与任务的航天员是道德准则要求的一个基本部分。

6.1.2 持续学习

如上所述，长期太空探索任务包含一些具有高度不确定性的、未知

---

① "剩余风险"是指根据风险管理程序实施或消除所有缓解措施后存在的剩余风险（NASA，2013，第 2 页）。

的风险，特别是与危害类型和概率有关的风险。执行相关的道德准则需要在任务前、任务期间和任务后收集和分析信息，从而减少不确定性并提高航天员对已知健康和安全风险的理解。

将收集到的数据快速转化为可被纳入未来临床实践的可推广知识，有利于改善单个患者及其他未来患者的健康监护（IOM，2007）。"学习健康体系"模式是以实施高效的政策为基础，促进持续学习。IOM 将健康学习系统定义为一个健康护理系统，它是医疗保健过程中的自然产物并会推进护理的发展（IOM，2007，第 6 页）。

该模型对涉及人类的医学研究和道德准则有着深远的影响，因为该领域的道德和政策已认识到患者临床护理与涉及人类参与的研究之间的本质区别（Kass 等，2013）。目前人们正努力将该道德框架现代化以应对角色模糊这个问题（Faden 等，2013）。

持续学习在长期太空探索任务中有明确应用，包括收集信息用于监测和研究个人健康影响、制定或完善健康标准。正如 NASA 的持续风险管理过程所表明的那样，每一次航天飞行任务都为了解健康风险提供了机会，并使对其进行的监测、估计和管理更加完善。除这些努力外，NASA 还提出加强收集和分析与健康风险不确定性相关的数据。在最近的一份报告中，IOM 指出，由于没有强制性的系统数据收集，使得人们在航天飞行任务中如何使用药物方面存在巨大分歧。IOM 建议使用职业健康和安全模型来加强 NASA 的数据收集（（IOM，2001，2014）。作为风险管理和不确定性政策的一部分，NASA 应在任务执行前、期间和期后（包括对航天员健康的纵向研究）建立健康监测程序和协议，以便更多地了解长期太空探索任务对航天员及防治策略的影响。通常来说，不确定性可以通过相对适度的风险敞口减少，而持续学习则有助于理解和应对在当前和未来太空探索方面的不确定性。

当然，在数据收集过程中必须保护和尊重重要的隐私和保密利益。2007 年，一份 IOM 报告建议"提高临床数据作为共同资源的使用率，包括直接解决将数据作为专门产品的挑战，解释医疗保险可移植性和责任法案（UHIPAA）和其他目前存在障碍的患者隐私问题"（IOM，2007，第 6 页）。对保密性的担忧可能会使航天员不愿为治疗以外的目的提供数据，然而，当共享的医疗信息被用于改进任务过程中的治疗、协议，或修订未来的健康标准时，这种合作可以为航天员的利益服务。在访问数据时使用"可信经纪人"作为中间人可以确保患者的保密性，这是收集有用数据时确保隐私的一种可用方法（Boyd 等，2009）。当有关被寻求者的个人信息具有以下特点时，则需要在隐私保护和持续学习间构建平衡：① 敏感的（可能对未来参与任务有潜在影响、被他人利用、甚至导致尴尬）；② 可能对未来的航天员而非寻求信息的人有用。

6.1.3　独立建议

在美国，独立顾问或决策者通常参与涉及高风险活动的监管或政策决定。例如，通过临床试验获得收入和声誉的美国学术机构也被要求对涉及人类的研究进行自我道德评估。NASA 也有类似的结构，根据《美国国家航空航天法》，NASA 的职责包括通过经验和研究扩大人类对空间的认识并提高航天器的效率和安全性。[①]简而言之，NASA 有义务从事健康和安全风险管理、技术限制、成本等方面的工作以及做出与总体计划和特殊任务相关的时间安排。但这种管理结构可能会使得机构内部产生重大的利益冲突。

在许多其他高风险领域，独立的审查过程被用来将有关安全和风险的政策与其他存在冲突的制度要求（如生产压力）隔离出来。例如，在涉及人类的研究中，机构审查委员会审查、批准和修改研究方案时，独立于相关研究实体，但是又与之协调，确保遵守联邦研究规则和条例以及旨在保护人类的道德准则（HHS，1993）。在某些情况下，研究参与者会面临数据安全监测委员会的监督，该委员会审查和评估研究数据以保持参与者的安全性、研究行为及进展的有效性（NIDCR，2014）。

对于某些无法满足现有健康标准的长期太空探索任务，独立顾问应告知 NASA 是否参与决定，以便更好地保护航天员的健康和安全。NASA 制定健康标准的过程涉及内部和外部专家的建议（见第 2 章）。在确定具体情况是否允许不符合健康标准的任务之前，NASA 应积极寻求与医学、

---

① 1958 年《美国国家航空航天法》，第 85-568 页（1958 年 7 月 29 日）。

社会、道德和工程专业相关的个人（包括航天员）的独立建议从而确保得以进行彻底和详尽的分析。

6.2　透明度

成功的长期探索性任务要求在政策和程序制定和实施过程中有足够的透明度，以促进问责制，为修订决策提供机制和激励，并在利益相关者之间建立信任。虽然透明度也可能会受到诟病，如禁止公开和坦诚审议，委员会认为透明度就是要分享信息并吸引包括公众在内的外部利益相关者参与，同时委员会还认为这是塑造公众形象和维持公共机构道德基础的关键。

委员会赞同NASA最近向所有利益相关者提供参与机会从而加强决策的努力，这是建立 NASA 信任基础的重要一步。作为一个对公众具有重大利益和潜在后果的公共机构，如果 NASA 向公众提供参与探索性航天飞行任务决策和评论的机会，那么 NASA 基本上就很好地履行了它的道德准则。

联邦公报是吸引公众参与的一种有效手段，NASA 不仅应该考虑使用该方式保持决策过程的透明度，还应寻求公众关于长期太空探索任务健康标准的有用建议和反应。许多机构利用联邦公告发布拟议和最终规则制定的通知向公众提供审查和评论政府法规和政策的机会。例如，作为一项法定要求，新提出或新修正的 OSHA 法规将接受公众的审查及评论。

根据《美国国家航空航天法》，NASA 在履行其"规划、指导和开展航空航天活动"的职能时，有权制定有关运行方式的规则和条例。[①]根据行政程序法，该法豁免了与机构管理相关的事项，使其不受联邦公报要求的约束。[②]NASA 无须在公报上公布健康标准并进行正式的规则制定。[③]在多数情况下，NASA 使用联邦公报的方式并不会拖延或干扰其做出合理及时的决定。委员会认为，利用《联邦公报》等机制能够提高长期太

---

① 《美国法典》，2013（a）（1）。

② 《美国法典》，553（a）（2）。

③ 个人交流，Richard Williams，NASA，2014 年 3 月 6 日。

空探索任务健康标准决策的透明度，增进对冬季、目标和客观性的理解，提高利益相关者的信任度及其支持长期太空探索任务物资需求的意愿。

6.3   基于道德准则的决策框架

如果探索性航天飞行任务无法满足当前的健康标准，或 NASA 临时又没有办法为此做出相应的修订时，委员会确定和审查的选择是：① 放宽 NASA 的健康标准；② 建立更为宽松的长期太空探索任务健康标准；③ 在新的保护技术和策略可用或获得额外数据（可能允许修订标准）之前，为执行这些任务，给出关于健康标准的特例情况。根据本报告所述的道德准则和责任，委员会发现前两种选择在实际评估中其实是不可接受的。

第一种是委员会认为放宽现行标准从而允许特定的长期探索任务在道德准则上是不可接受的，NASA 现行政策概述了启动新的健康标准或修订现行健康标准所需的行政程序和批准级别。NASA 的健康标准"基于现有的最佳科学、临床证据以及操作经验"（NASA，2007，第 8 页）。此外，对健康标准的审查通常是每 5 年一次，但如果新的研究或临床观察表明需要进行数据更新时，可以随时触发审查。也可以随时在既定程序之外修改健康标准从而批准长期太空探索任务。

第二种是保持所有任务的现行健康标准，针对长期太空探索任务则实行一套单独的健康标准。这种方法可能需要在无法量化上限的情况下，对长期太空探索任务的容许风险设定更为宽松的上限。委员会认为该方法缺乏明确且令人信服的理由去解释为何长期太空探索任务的风险可接受水平要比一般的人类航天任务更高。

在排除修改现有标准或建立一套单独标准的选择后，委员会认为，在长期太空探索背景下，唯一在道德准则上可接受的方式就是允许给出特例情况，从而使得任务符合当前的健康标准。委员会认为对于健康标准的例外情况应逐个进行审议，并在有限的情况下基于伦理框架使用。要确定航天任务是否能接受健康标准的例外情况，需要确定个别任务是否遵守本报告中所阐述的道德准则和责任，NASA 应根据三个独立的决策等级采用下列决策框架。除了需要考虑航天员的健康和安全，还应考虑成本、技术可行性和及时性，因为这些因素会影响任务的潜在风险和利益。

建议 4：基于道德的决策框架

NASA 应采用相关的道德准则，并通过一个被划分为三级，基于道德的决策框架履行相应的职责。

- **一级**：关于允许航天员的健康和安全风险超出现行健康标准的决定。
- **二级**：关于执行具体任务的决定。
- **三级**：关于航天员个人参与任务成员选定的决定。

一级是最广泛的决定，即在何种条件下，任何不可能达到当前健康标准的任务是否在道德上是可以接受的。如果这样的任务在伦理上是可以接受的，NASA 就必须阐明需要满足的条件以批准健康标准的例外情况。如果 NASA 认为不符合现有健康标准的任务是不可接受的，那么这些任务就必须被推迟到风险不确定性判定和风险缓解策略可用为止。

二级涉及具体任务在道德上是否可被接受，该分析需要评估任务是否符合一级中所列举的条件。虽然一级可能由 NASA 一次性做出决定，并可能会影响目前不太可能达标的长期探索性任务，[①]但二级则需按任务逐一做出决定。

如果一个特定的任务在道德上是可以被接受的，那么第三层次的决策就涉及 NASA 和航天员个人，三级的决定包括，除其他考虑因素外，应根据所需的技能和专业、航天员的健康敏感度和个人风险因素确定任务成员以及单个航天员参与的知情决定。下面介绍如何应用基于伦理的决策框架。

6.3.1 一级：关于健康标准限值的决定

一级决策涉及两个基本问题（见 6.3.2 节决策框架——一级：关于无法满足现有健康标准的任务的决定），首先，作为一般规则，NASA 是否应该执行太空任务，当这些任务：① 不符合健康标准；② 在没有适当

---

① 值得注意的是，这一决策可能会被 NASA 重新审查，所以应遵守相同的道德决策框架，以证明任何修改是恰当的。

标准的情况下涉及重大风险；③ 涉及如此大的不确定性，以致 NASA 不能排除①和②的可能性？然后，如果是这样，应该用什么标准来确定允许的例外情况？

从道德角度讲，彻底的风险效益分析对于确定是否应该授予健康标准至关重要。长期太空探索任务的固有风险和不确定性需要与此类任务的职责、社会价值和必要性相平衡。

6.3.2 决策框架——一级：关于无法满足现有健康标准的任务的决定

决策点：

（1）NASA 执行的太空任务是否会：① 不符合健康标准；② 在没有适当标准的情况下涉及重大风险；③ 涉及如此大的不确定性，以致 NASA 不能排除①或②的可能性？

（2）如果是这样，应使用什么标准来确定是否允许特定任务的例外情况？

道德准则与应用：避免伤害、慈善、风险和利益间的有效平衡，忠诚，决策透明度，持续学习，决策程序公平。

道德准则的案例：

● 确保采取一切可行的措施，将航天员的风险降低到可达到的最低水平；

● 检查所有最小化风险的方法，包括实现任务目标的替代方法；

● 评估并传达利益；

● 确定并传达任务执行期间时间的紧迫性；

● 全面监测和研究航天飞行期间和之后的健康影响，以传达当前和未来的任务；

● 通过医疗保健、纵向随访和预防性筛查，致力于当前和未来航天员的健康。

当考虑现有的健康标准是否在长期太空探索任务中可被接受时，NASA 应综合考虑各种因素，如是否有获得所需信息的替代方法（如无人航天飞行），航天飞行任务的延误是否可能影响未来类似飞行任务的效益，是否可以通过工程或其他控制措施将风险降至最低以及此类航天飞行任务是否足以证明超出现有健康标准的风险的合理性。

批准高风险的活动往往会产生两项道德责任，包括持续学习和参与健康相关的任务，这些活动可以保护航天员的健康，支持健康标准的持续评估，改善任务安全，降低当前和未来航天员的风险。让员工面临风险的雇主有责任为员工提供保护，并解决保护失败或不充分时发生的危害。所以需要强有力的研究和健康监测或监督计划，并将相关情况告知所有相关人员，包括航天员及其家属。此外，委员会认为，根据国家公平和忠诚的道德准则，NASA 也有责任保护和维持航天员的健康，既然国家对退伍军人提供终身健康检查，NASA 也需要为航天员提供终身保护，并尊重航天员所做的承诺及他们代表社会承担的风险。

如果 NASA 认为现有健康标准的例外情况在道德上是可以接受的，一般来说，NASA 就应按照一级分析的第二部分要求决定应采用什么过程和标准来确定该任务是否是例外情况。一个在道德上可接受的特例批准程序需要一套严格的标准进行评估，同样的标准应适用于任何不符合现有健康标准的任务，根据所确定的道德准则，审查例外请求的标准可包含以下要求：

- 具有极高的社会价值；
- 时间紧迫；
- 可获得广泛分享的利益；
- 为实现特定目标而采取的替代方法是合理的；
- 确定无法满足的现有健康和安全标准；
- 致力于减少伤害和持续学习；
- 有严格的、满足知情决策标准的批准程序，从而能确保航天员了解风险和未知情况，并自行做出决策；
- 在任务前、任务期间和任务后为航天员提供终身的健康监测。

在考虑任何具体人物之前，必须确定其程序和标准便于对拟议标准进行客观评估和选择，并为 NASA 提供足够的时间对选定的程序和标准进行独立审查，从而确保对高风险活动和相关风险决策的客观投入。委员会强调，即使确定任务在道德上可接受，现有健康标准的例外情况也应在极少数情况下给予批准，并在同时增加 NASA 的社会责任。

对现有健康标准例外情况的批准过程和标准应以事实为基础，并反映鼓励独立决策的政策，同时还应体现 NASA 在回应利益相关者担忧这一过程的透明度。联邦公报将为 NASA 提供一个平台以征求公众意见以及是否批准现行健康标准以外的基本原理和最终决定。当然，还要包括被用于衡量长期太空探索任务例外情况的过程和标准。无论是通过联邦公告还是 NASA 的网站，这些通知和意见征求都应以关键术语定义（如什么是"例外"任务，什么是"充分了解相关事实以便做出知情决策"），从而确定所讨论的航天飞行任务所具备的特征，并指出分析所依据的具体道德准则，解释如何解决不同原则之间的潜在冲突，澄清权衡利益和风险之间应考虑的因素，以及描述对于决策适用性的任何限制。

6.3.3 二级：关于特定任务的决定

如果 NASA 认为任何不符合健康标准的太空任务在道德上都是可以接受的，那么第二级别的决定应将重点放在特定的、预期的健康风险上（见 6.3.4 节决策框架——二级：关于特定任务的决定），如果一个任务满足一级标准，那么，对于健康标准外的范围（如风险暴露上限）就需要逐个任务进行确认。

关于特定任务中与目标和目的地（例如，国际空间站、月球、近地小行星、火星）相关的决定涉及第一层决策中规定的标准。特别是在对具体任务的独立审查时，应审查所有过程从而确保相关道德责任在任务前、任务期间和任务后都能够得到落实，并确保公众有权参与这些决策。鉴于大多数任务规划的提前期较长，道德审查过程应囊括从临时批准到任务执行的定期重新评估（如有必要）的全过程。而不好的决定往往是由于事先承诺过度但随后并未从可获得的信息中获益，这一点与持续学习的道德责任正好相反。

正在进行的道德审查应考虑风险和利益之间的平衡，详细说明替代任务设计的可行性，证明尽管技术进步，但仍然无法满足现有的健康标准，并表明已采取一切可能的措施，将风险降低到可实现的最低程度。同时，还需探索这项任务是如何影响 NASA 作为探索领导者的机构完整性。以及审查整个飞行任务及飞行后的持续学习计划，包括如何利用现有知识改善机组成员的健康，以及如何为未来机组成员提供健康标准。此外，审查还应确保航天员在飞行后制定的健康状态监测、治疗和保健方案。

6.3.4　决策框架——二级：关于特定任务的决定

决策点：对于可能不符合现有健康标准的任务，如果将其归为特例情况，则特定的长期太空探索任务在道德上是否可以被接受？

道德准则及应用：避免伤害、有利的风险和利益平衡、决策透明度、持续学习承诺、决策程序公平性。

道德责任的案例。

- 遵守既定的透明标准；
- 共享风险升级决策和策略；
- 对标准开发和完善进行独立投入；
- 在任务期间和任务结束后实施一个强有力的职业健康监测和数据收集计划；
- 证明尽管采取了可行措施将风险降低到可实现的最低水平，仍然无法达到标准。

由于 NASA 的健康标准反映了"现有的最佳科学和临床证据"（（NASA，2007，第 8 页），对于某项具体任务是否在道德上可被接受，应该使用现有健康标准尽可能描述航天员的健康风险水平。因此，NASA 应继续审查新出现的证据，并适当修订现有健康标准，制定新的健康标准。NASA 还应继续找出知识上的差距，并及时开展研究工作以期生成所需要的信息。

6.3.5　三级：任务成员选择及航天员个人参与任务的决定

三级包括 NASA 对机组成员及个别航天员选择的决定（见 6.3.6 节决策框架——三级：关于机组成员选择及个人航天员参与的决定）。NASA 应尽力向机组成员报告航天风险的性质和程度，并研究知识的状况及风险管理计划。确保航天员有充分的信息做出参与决策（包括未知和不确定信息），这也是 NASA 风险管理过程中的一个重要组成部分。如果参与任务的航天员将被暴露在超出现行健康标准的风险下，NASA 就必须充分了解已知和不确定的风险类型、大小及可能的后果，当然还有健康和安全风险在未来增加的可能性。

如第 4 章和第 5 章所述，与长期太空探索任务相关的决策过程可能不同于传统的知情同意决策过程（如药物开发和临床试验）。例如，航天员与 NASA 决策者之间的信息不对称可能不会像病人和医生或研究参与者和临床研究人员间的信息不对称那样有巨大影响。此外，航天员参与飞行任务的动机通常不包括直接的利益，同时不参与飞行任务的后果或被认为是职业限制。尽管存在这些差异，但努力将航天员与实际感知到的压力区分开来对于进行长期太空探索任务来说是至关重要的。

除了确定个别航天员是否适合参加长期太空探索任务之外，第三级还要求 NASA 在个人风险敏感性与不同任务人员需求之间做出平衡决定。航天飞行的难得机会更需要我们充分利用每个任务的潜在数据，这些数据有助于理解长期太空探索任务的一般健康影响及特定群体影响。与陆地医学快速识别疾病和药物反应中个体差异的方式相同，个体航天员的特殊敏感性也会影响预防措施、对策和治疗的定制。随着更多与基因和其他伤害或疾病相关的标记信息出现，每个航天员候选人都有一个或多个敏感性增加的标记。根据太空探索任务的长期愿景，了解太空飞行和太空环境对敏感性不同的个人来说可能很重要。不管"避免伤害"和"公平"这两个道德准则之间如何平衡，NASA 都必须遵循政策和指导方针，确保持续学习，同时保护航天员的隐私和保密性。

6.3.6 决策框架——三级：关于机组成员选择及个人航天员参与的决定

决策点：NASA 和航天员个体在就特定任务的机组成员选择和个别航天员参与中做出决定时，应考虑哪些因素？

道德准则和应用：航天员的知情决策、公平性、避免伤害、风险最小化（包括对其他机组成员的风险）、承诺在保护隐私和保密的同时不断学习。

道德责任的案例。

- 与航天员全面共享风险数据；
- 透明和公平的决策过程及政策；
- 航天员在飞行前、飞行期间和飞行后有参与数据收集和健康检测的责任，有义务告知当前和未来机组成员相关任务的风险；
- 选择机组成员的方式应确保小组之间的公平性，并考虑总体的风险敏感性，对于个人而言，应考虑在任务期间一系列风险范围内做出个人决策。

6.4　结束语

人类太空飞行任务从一开始就带来了一系列可接受的健康和安全风险，科学技术的进步使得长距离长时间的太空探索任务变得可行，NASA及其国际合作伙伴，还有商业太空企业将面临关于风险可接受性的复杂道德决策。本报告中概述的道德准则和决策框架以 NASA 及其他机构的工作为基础，并确定了一套新的建议，用于在道德准则上评估和应对太空探索飞行所遇到的挑战。建立和维护一个牢固的道德准则和决策框架对于固有的风险决定来说至关重要，因为这不仅会指导 NASA 的决定，还会为其在未来做出与机遇和挑战相关的决策奠定坚实的基础。

参考文献

[1] ALI (American Law Institute). 1979. Restatement of the law second, torts. Vol. 4. Philadelphia, PA: ALI.

[2] Behnken, R., M. Barratt, S. Walker, and P. Whitson. 2013. Presentation to theInstitute of Medicine, Ethics Principles and Guidelines for Health Standards for Long Duration and Exploration Spaceflights: Astronaut Office. Power Point presented at the second meeting of the IOM Committeeon Ethics Principles and Guidelines for Health Standards for Long Duration and Exploration Spaceflights. Washington, DC, July 25.

http://www.iom.edu/~/media/Files/Activity%20Files/Research/HealthS
tandardsSpaceflight/2013−JUL−25/Panel%202%20Astronaut%20Cor
p%20Final%20IOM_presentationfinal2. pdf (accessed November 8, 2013).

[3] Boyd, A. D., P. R. Saxman, D. A. Hunscher, K. A. Smith, T. D. Morris,
M. Kaston, F. Bayoff, B. Rogers, P. Hayes, N. Rajeev, E. Kline-Rogers,
K. Eagle, D. Clauw, J. F. Greden, L. A. Green, and B. D. Athey. 2009.
The University of Michigan honest broker: A web-based service for
clinical and translational research and practice. Journal of the American
Medical Informatics Association 16 (6): 784−791.

[4] CIOMS (Council for International Organizations of Medical Sciences).
2002. International ethical guidelines for biomedical research involving
human subjects. http://www.cioms.ch/publications/layout_guide2002.
pdf (accessed March 10, 2014).

[5] Emanuel, E. J., D. Wendler, and C. Grady. 2000. What makes clinical
research ethical?JAMA 311 (9): 2701−2711.

[6] Faden, R. R., and T. L. Beauchamp. 1986. A history and theory of
informed consent. New York: Oxford University Press.

[7] Faden, R. R., N. E. Kass, S. N. Goodman, P. Pronovost, S. Tunis, and T.
L. Beauchamp. 2013. An ethics framework for a learning health care
system: A departure from traditional research ethics and clinical ethics.
Hastings Center Report 43: S16−S27.

[8] Farber, D. A. 2011. Uncertainty. The Georgetown Law Journal 99:
901−959.

[9] Fletcher, C. E. 1988. Sophisticated investors under the federal securities
laws. Duke Law Journal 1988 (6): 1081−1154.

[10] Gostin, L. O. 1995. Informed consent, cultural sensitivity, and respect
for persons. JAMA 274 (10): 844−845.

[11] HHS (Department of Health and Human Services). 1993. Chapter 1A:
Jurisdiction of the Institutional Review Board. In: Institutional Review
Board Guidebook. Washington, DC: HHS.

［12］IOM (Institute of Medicine). 2001. Safe passage: Astronaut care for exploration missions. Washington, DC: National Academy Press.

［13］IOM. 2007. The learning healthcare system: Workshop summary (IOM Round table on Evidence-Based Medicine). Washington, DC: The National Academies Press.

［14］IOM. 2014. Review of NASA's evidence reports on human health risks: 2013 letter report. Washington, DC: The National Academies Press.

［15］Kass, N. E., R. R. Faden, S. N. Goodman, P. Pronovost, S. Tunis, and T. L. Beauchamp. 2013. The research-treatment distinction: A problematic approach for determining which activities should have ethical oversight. Hastings Center Report 43: S4－S15.

［16］Mazur, D. J. 2003. Influence of the law on risk and informed consent. British Medical Journal 327 (7414): 731－734.

［17］NASA (National Aeronautics and Space Administration). 2007. NASA spaceflight human system standard. Volume 1: Crew health. NASA－STD－3001. https://standards.nasa.gov/documents/detail/3315622 (accessed December4, 2013).

［18］NASA. 2008. Protection of human research subjects. NASA Procedural Requirements 7100. 1. http://nodis3.gsfc.nasa.gov/display Dir. cfm?t＝NPR&c＝7100&s＝1 (accessed December 5, 2013).

［19］NASA. 2012. NASA space flight program and project management handbook and the standing review board handbook. NASA Procedural Requirements7120. 5E. http://nodis3.gsfc.nasa.gov/displayDir.cfm?t＝NPR&c＝7120&s＝5E. (accessed February 25, 2014).

［20］NASA. 2013. NASA policy for safety and mission success. http//nodis3. gsfc. http://nodis3.gsfc.nasa.gov/displayDir.cfm?t＝NPD&c＝8700 &s＝1E (accessed February 25, 2014).

［21］NIDCR (National Institute of Dental and Craniofacial Research). 2014. Dataand Safety Monitoring Board (DSMB)guidelines. http://www.

nidcr.nih.gov/Research/ToolsforResearchers/Toolkit/DSMBGuidelines.htm (accessed January 15, 2014).

［22］ Schwartz, J. 2010. Fairness, utility, and market risk. Oregon Law Review89 (1): 175－262.

［23］ Tauber, A. I. 2005. Patient autonomy and the ethics of responsibility. Cambridge, MA: MIT Press.

附　　录

附录 A　会议议程

A.1　长期太空探索任务健康标准的道德准则和指导委员会

国家科学院大楼 125 室华盛顿特区西北部宪法大道 2101 号，邮编：20001。

公开会议——2013 年 5 月 30 日

10:45—11:15	**欢迎与介绍**
	Carol Scott（IOM 航空航天和极端环境医学常务委员会主席）
	Jeffrey Kahn（IOM 长期太空探索任务健康标准的道德准则和指导委员会主席）
11:15—12:00	**委员会介绍**
	Richard Williams（NASA 首席卫生和医疗官）
	Jeffrey Davis（NASA 约翰逊航天中心人类健康与性能理事会主任）
12:00—13:00	**与 NASA 工作人员讨论**
	午餐
13:00—13:30	**NASA 和风险的重要性**
	Charles Bolden NASA（局长）
13:30—15:15	**风险可接受性与健康标准**
13:30—13:50	NASA 风险可接受性——George Gafka（NASA 国际空间站项目安全主任）
13:50—14:10	NASA 健康标准——David Liskowsky（NASA 医学政

策与道德准则主任）

14:10—14:30 标准的道德准则——Paul R.Wolpe（NASA 生物伦理学家）

14:30—15:15 讨论

15:15—15:30 休息

15:30—17:00 特定的健康问题

15:30—16:15 辐射——Francis A.Cucinotta（NASA 太空辐射首席科学家）

16:15—17:00 眼压和颅内压——Dave Francisco、Terrance Taddeo（NASA 临床操作部主任）

17:00—17:30 审查 NASA 工作人员的任务陈述及问题

17:30 休会

A.2 长期太空探索任务健康标准的道德准则和指导委员会

国家科学院大楼 125 室华盛顿特区西北部宪法大道 2101 号，邮编：20001。

公开会议——2013 年 7 月 25 日

8:00—8:05 欢迎会

Jeffrey Kahn（委员会主席）

8:05—8:30 在不确定环境下的决策

Harvey V.Fineberg（IOM）

8:30—9:25 专题 1：NASA 风险可接受度及风险管理

主持人：委员会成员 Carol Scott Conner

8:30—8:35 专题介绍

8:35—8:50 NASA 风险管理的演变——NASA Homayoon Dezfuli

8:50—9:05 NASA 健康标准的外部监管框架——NASA David Liskowsky

9:05—9:25 与委员会讨论

专题问题：

NASA 的风险管理这些年来是如何发展的？

NASA 制定的健康标准的外部监管框架是什么？

OSHA、NRC 和其他标准和法规是如何影响 NASA 的健康标准和决策的？

在考虑长期太空探索任务的风险时是否与考虑一般的风险有所不同风险管理方法又有哪些不同？

9:25—10:35	**专题 2：航天员的观点**
	主持人：Bonnie Dunbar（委员会成员）
9:25—9:30	专题介绍
9:30—10:10	对于风险管理的风险可接受的观点
	Peggy Whitson（通过视频会议）
	Mike Barratt
	Shannon Walker
	Robert Behnken
10:10—10:35	与委员会讨论
	专题问题：
	在考虑长期太空探索任务的风险时是否与考虑一般的风险有所不同？风险管理方法又有哪些不同？
	鉴于未知和不确定性，我们可以承担多少风险？谁做这些决定？这些决策中包含哪些数据和考虑因素？
	航天员对风险和健康标准做决定时需要什么投入？流程是什么？
10:35—10:50	**休息**
10:50—12:20	**专题 3：考虑长期太空探索任务的道德框架**
	主持人：Jonathan Kimmelman（委员会成员）
10:50—10:55	专题介绍
10:55—11:25	对道德框架的看法
	Laurie Zoloth（西北大学），Paul Root Wolpe（NASA/埃默里大学）（通过视频会议）
11:25—11:40	道德、风险和个人的差异
	Alta Charo（威斯康星大学）（通过视频会议）

11:40—11:55	高度不确定性环境下的知情同意
	David Wendler（国际健康研究所）
11:55—12:20	与委员会讨论

专题问题：

关于长期太空探索任务健康标准的制定和应用应遵循和考虑哪些道德准则？什么样的道德框架可以指导这些标准的制定和解释？

活动的性质（如探索、定向任务、常规任务）如何改变航天中风险的道德评估？航天机构应该如何权衡风险和利益？对可接受风险是否有绝对限制？

面对极大的不确定性，如何制定健康标准？当前的健康标准是否应该被扩大到探索性任务？如果是这样的话，关于可以承担多大风险的道德考虑是什么？

关于个体敏感性的作用，在制定和应用健康标准（如年龄、性别、遗传学）时有什么道德考虑？

关于知情同意，委员会应考虑哪些问题？

12:20—13:15	**工作午餐**
13:15—14:30	**专题 4：决策与不确定性风险：借鉴其他职业**
	主持人：Larry Palinkas（委员会成员）
13:15—13:20	专题介绍
13:20—13:35	职业体育与高度健康风险——Sean Sansiveri（NFL 球员联盟成员）（通过视频会议）
13:35—13:50	极端环境中：科学潜水经验——Michael A.Lang（美国水下科学院）（通过视频会议）
13:50—14:05	周边地区的心理和身体健康风险——Peter Suedfeld（不列颠哥伦比亚大学）（通过视频会议）
14:05—14:30	与委员会讨论

专题问题：

你所在领域的活动的目的/好处是什么？

一般来说，您所在领域的主要已知风险和不确定风险是什么？

让利益大于这些风险的做法和原因各是什么，如何证明社会和个人接受已识别的风险是合理的？

您所在领域的个人风险接受度是否受到限制？换句话说，什么样的健康标准可以控制个人接触的风险，简要描述主要标准/限制。这些标准/限制是否会在不确定风险的背景下发生变化？

个人如何了解风险和利益，以及知情同意/决策的流程是什么？

面对新的证据、新的风险检测能力或改进的保护措施（如技术或工程），您所在领域的风险有何变化？根据有关风险的新证据，举例说明健康标准/标准是如何变化的。

NASA 能从你们的经验中学到什么？

| 14:30—14:45 | **休息** |
| 14:45—16:10 | **专题 5：健康标准执行中的问题** |

主持人：Michael Silverstein（委员会成员）

14:45—15:10	OSHA 标准透视——John Mendeloff（匹兹堡大学）
15:10—15:25	FAA 医疗标准——Fred Tilton（联邦航空管理局）
15:25—15:45	与辐射剂量相关的道德和风险问题——Kristin Shrader Frechette（圣母大学）
15:45—16:10	与委员会的讨论

专题问题：

贵机构实施和执行健康标准的法律和法规是什么？这些标准是什么？

在选择健康标准时，对风险和利益是如何权衡的？换言之，什么能平衡可接受和不可接受的风险？

标准是否普遍适用，还是需要针对个人量身定制，以及相关的道德问题是什么？

现有的健康标准是否可以被修改或放弃？如果是这

样，在什么情况下风险敞口会超过设定的标准，允许
这样做的理由是什么？

是否有一些例子能够说明健康标准的选择或执行是
随着新证据或新文化而逐步发展的？

NASA 能从你们的经验中学到什么？

16:10—16:45　　　公开证词——注册发言人

主持人：Jeff Kahn（委员会成员）（每个发言人 3 min）

16:45　　　　　　公共会议休会

附录 B　委员会简介

Jeffrey Kahn，Ph.D.，M.P.H.（主席），是约翰斯·霍普金斯大学伯曼生物伦理学研究所的生物伦理学和公共政策教授。在 2011 年成为约翰斯·霍普金斯大学教授之前，Kahn 博士曾担任明尼苏达大学生物伦理学中心主任和 Maas 家族授予的生物伦理学主席。在其职业生涯早期，Kahn 博士曾任威斯康星医学院生物伦理学研究生项目主任和生物伦理学助理教授，以及白宫人体辐射实验咨询委员会副主任。Kahn 博士的工作涉及生物伦理学的各个领域，他探索伦理学和公共卫生政策的交叉点，包括研究伦理学、伦理学和遗传学，以及公共卫生中的伦理问题。其本人曾在许多咨询小组任职，包括国家卫生研究院（NIH）、疾病控制与预防中心（CDC）、IOM 等，并曾就一系列生物伦理学主题在国内外发表演讲。他在生物伦理学和医学文献上发表了 3 本书和 125 篇文章。1998—2002年，他负责为 CNN.com 撰写两周一次的专栏《道德问题》。Kahn 博士先后在洛杉矶加利福尼亚大学获得微生物学学士学位，在约翰霍普金斯大学获得硕士学位，在乔治敦大学获得哲学/生物伦理学博士学位。

Nancy Conrad 是康拉德基金会的创始人和主席，该基金会是由身为"阿波罗"12 号的航天员和企业家 Charles "Pete" Conrad 创立的，是一个非营利组织，致力于通过独特的创业机会激励和吸引从事科学技术的学生。Conrad 女士同时还是全球患者安全团队咨询委员会的创始合伙人。她曾在哥伦比亚大学社会企业理事会任职。Conrad 女士也是美国国

家科学院总统圈的成员。作为转型教育的领导者，她在美国众议院科学、空间和技术委员会利用伙伴关系和导师关系改善了科学、技术、工程和数学（STEM）教育认证方式。Conrad 女士还隶属于一些强调 STEM 教育的组织，包括 STEM 教育联盟和 STEM 联络机构。

Peter F.Demitry（M.D.，M.P.H） 自 2006 年以来一直担任咨询管理服务公司 4-D Enterprises 的总裁。他曾在空军科学咨询委员会对 F-22 战机氧气系统进行过短期研究。在此之前，他领导过一个创伤性脑损伤（TBI）联合会，这是一个以工业为基础的团体，致力于过渡技术，如传感器、生物标志物、诊断和治疗。Demitry 博士曾于 2002—2006 年担任空军第一助理外科医生，负责现代化工作。在此期间，他还担任空军医疗服务（一个价值 60 亿美元的全球医疗保健系统）的首席信息官和首席技术官。在这个职位上，他负责将所有医疗技术转变为美国空军力量，他在这个位子上服役 28 年后于 2006 年退役。Demitry 博士在美国空军学院获得本科学位，在哈佛公共卫生学院获得公共卫生的硕士学位，后在哈佛大学完成了职业医学实习，并获得了职业和环境医学认证。Demitry 博士是一名合格的空军试飞员，是空军历史上唯一的试飞医师。他是航空航天医学协会的会员，并在实验试飞员协会获得会员资格。他在飞行任务中曾驾驶过 F-4、A-10、F-16 和 F-15 战机，是爱德华兹空军基地先进战斗机技术 F-16 集成项目的主任和首席试飞员。服役期间曾获得过功勋服务奖章、空中成就奖章和荣誉军团奖章。

Bonnie J.Dunbar（Ph.D.） 是 NASA 的前航天员。她于 2005 年从 NASA 退休，随后一直担任飞行博物馆的总裁兼首席执行官（CEO），直到 2010 年离任。她现在是波音公司的高等教育和战略劳动力规划主管。1971 年她从华盛顿大学毕业后，在波音计算机服务公司（Boeing Computer Services）担任系统分析师。Dunbar 博士曾任休斯敦大学机械工程副教授。Dunbar 还是一名私人飞行员，在单引擎陆地飞机上飞行超过 200 h，在 T-38 喷气式飞机上飞行超过 700 h，在 Cessna 喷气机上作为副驾驶员飞行超过 100 h。1979 年，她担任太空实验室重返大气层任务的导航官/飞行控制员，随后被任命为项目官/有效载荷官，负责整合若干航天飞机有效载荷。Dunbar 博士于 1981 年成为 NASA 航天员，她的技术任务包括协助航天飞机航空电子集成实验室（SAIL）验证航天飞机的飞行软件，担任机组设备控制委员会成员，作为航天员办公室科学支持小组成员参加并支持远程机械手系统（RMS）的操作开发。1993 年，Dunbar 博士担任 NASA 总部生命与微重力科学办公室副行政官。她作为后备机组成员花了 13 个月的时间在俄罗斯"和平"号空间站进行了为期 3 个月的飞行训练。1995—1996 年，她作为 NASA 约翰逊航天中心任务执行局作为助理主任，负责主持国际空间站训练就绪审查，并促进俄罗斯/美国的行动和训练战略。

Barbara J.Evans（B.S.E.E.，M.S.，Ph.D.，J.D.，LL.M.）是一位法律学教授，同时也是一位乔治巴特研究教授，她担任休斯敦大学法律和生物技术中心主任，在 2010—2013 年为生物伦理学教授。她的研究点包括大型健康信息网络的隐私治理问题，在各种环境条件下对健康风险的科学证据的监管用途的评估和管理，包括上市药品安全监督、新医疗产品的监管批准、农业生物技术的环境管理、医疗质量和病人安全的监督。在职业生涯早期，她是纽约一家大型律师事务所的国际监管业务合伙人，在隐私、研究和医疗器械监管等方面向客户提供咨询。在加入休斯敦大学法律中心之前，她是印第安纳大学医学院/生物伦理学中心的医学研究教授和药物基因组学、伦理学和公共政策项目主任。她拥有得克萨斯大学奥斯汀分校的理学学士学位；斯坦福大学的理学硕士和博士学位；耶鲁法学院的法学博士学位；休斯敦大学法律中心的健康法硕士学位。她还完成了安德森癌症中心的临床伦理学博士后研究。

Bernard A.Harris，Jr.（M.D.，M.B.A.）是维萨利斯风险投资公司的首席执行官和执行合伙人。Harris 博士在 NASA 工作了 10 年，在那里他进行肌肉骨骼生理学和骨质疏松症的研究。他对太空适应进行了临床研究，并开发了可以延长航天员太空停留时间的医疗设备。1990 年，Harris 博士被选为航天员，1993 年，他是"哥伦比亚"号 STS-55 航天飞机 D-2 太空实验室的飞行任务专家。1995 年，他作为"发现"号航天飞机 STS-63 的有效载荷指挥官，参加了俄罗斯—美国联合的第一次太空计划，成为"第一个在太空行走的非洲裔美国人"。作为一名资深航天员，他已从事航天飞行任务 20 多年，飞行时间长达 438 h，飞行距离逾 720 万 km。他在美国一些主要公司和组织的首席执行官、总裁和首席医疗官等多个领导职位上工作约 20 年。此外,他还在休斯敦技术中心、国家太空生物医学研究所、科学顾问委员会、健康连接和国家数学和科学倡议委员会任职。Harris 博士也是哈里斯基金会的创立者,哈里斯基金会是一个支持美国青少年数学/科学教育和预防犯罪项目的非营利组织。Harris 博士先后在休斯敦大学获得生物学学士学位,在加尔维斯顿德州大学医学分院获得医学硕士学位,在休斯敦大学获得医学学士学位,在德州理工大学医学院获得医学博士学位。他曾在梅奥诊所从事内科住院治疗, 在 NASA 艾姆斯研究中心研究内分泌学, 并在布鲁克斯空军基地航空航天医学院接受飞行外科医生培训。他也是一名持有执照的私人飞行员和合格的潜水者。Harris 博士曾获得众多奖项,包括石溪大学、莫尔豪斯医学院、新泽西理工学院和哈特福德大学的荣誉博士学位;NASA 太空飞行奖章;NASA 功勋奖;以及 2000 年的霍雷肖·阿尔杰奖。他也是美国医师学会的会员。同时还是《梦游者:成就与灵感之旅》(Greenleaf Book Group Press,2010) 的作者。

David G.Hoel（Ph.D.）是南卡罗来纳州医科大学医学系的杰出教授,他还是 Exponent,Inc.的首席科学家。Hoel 博士在国家环境健康科学研究所担任环境风险评估主管超过 20 年,该部门主要开发低剂量化学物质定量评估健康风险的方法。他对辐射的健康影响特别感兴趣,并在日本广岛的辐射效应研究基金会工作了 3 年。他目前的研究重点是探求 γ 射线、中子、α 辐射以及低剂量钍的不良健康影响。他的研究包括为 NASA 制定的用于分析高线性能量转移辐射对健康的潜在风险的为期五年的项目。他曾任职于包括国际原子能机构辐射暴露咨询委员会和世界卫生组织癌症研究国际机构在内的国际委员会。他是国际移民组织成员和美国科学促进协会（AAAS）的成员。他在加州大学伯克利分校获得数学学士学位,在北卡罗来纳大学教堂山分校获得数学统计学博士学位。他在斯坦福大学完成了预防医学的博士后培训。Hoel 博士曾在国家研究委员会空间探索辐射屏蔽评估委员会、空间辐射癌症风险模型评估委员会和核辐射研究委员会任职。

Jonathan Kimmelman（Ph.D.）拥有耶鲁大学分子生物物理学和生

物化学博士学位，是麦吉尔大学生物医学伦理学副教授，专门从事实验医学交叉领域的研究。他的研究集中在转换临床研究的伦理学上。他领导了多个资助项目，主要研究跨领域的风险效益，并指导转换、伦理学和医学（stream）组的研究。他的主要出版物散见《科学》《柳叶刀》《英国医学杂志》《公共科学图书馆医学》和《黑斯廷斯中心报告》，其著作《基因转移与人类实验中的第一伦理》（剑桥大学出版社，2010 年）是首次对转化临床研究伦理的全面分析，并作为"为生物伦理学研究设定了一个新的标准，这一标准在科学上很好地适应了人类实验的发展"。Kimmelman 博士于 2006 年获莫德·门滕新研究者奖（遗传学研究所），于 2008 年获加拿大健康研究所新研究者工资奖。他曾担任过许多咨询职位，包括美国基因和细胞治疗学会（2008—2010 年）和国际干细胞研究学会（2013 年以来）伦理委员会主席。他还是国家心脏、肺和血液研究所，基因和细胞治疗数据安全监测委员会的成员。

Anna C.Mastroianni（**J.D.，M.P.H.**）是华盛顿大学法学院的法律教授，她曾在公共卫生学院和医学院做教员，在进行学术生涯之前，她曾在华盛顿特区担任过许多法律和联邦政策职位，包括克林顿总统的人体辐射实验咨询委员会副主任和国家科学院（NAS）IOM 研究主任。她曾在多个委员会任职，为美国政府和其他实体提供建议，包括 NRC 的机构审查委员会、社会科学和调查委员会、IOM 的国家免疫计划研究程序审查和数据共享委员会以及国家健康研究院重组 DNA 咨询委员会。此外，她作为美国原子能机构的研究员，在健康政策、法律和生物伦理学方面的贡献也得到了全国的认可。她的出版物包括 6 本书和许多与法律、医学和生物伦理学相关的同行评议文章，其中着重强调公共健康中的法律和道德挑战、人类课题研究和辅助生殖技术。Mastroianni 教授毕业于宾夕法尼亚大学法学院（J.D.）、沃顿商学院（经济学学士）、文理学院（西班牙语和葡萄牙语学士）和华盛顿大学公共卫生学院（健康服务硕士）。

Lawrence Palinkas（**Ph.D.**）是南加州大学（USC）社会工作学院社会政策与健康的 Albert G.和 Frances Lomas Feldman 的教授。他还受聘于南加州大学人类学和预防医学系，并在圣地亚哥加利福尼亚大学担任医学、家庭和预防医学的副教授。作为人类医学学家，他的主要专长领域在于行为健康、预防医学、跨文化医学和卫生服务研究。Palinkas 博士对健康差异、实施科学、基于社区的参与性研究以及健康和健康相关行为的社会文化和环境决定因素特别感兴趣，并重点关注疾病预防和健康促进。其目前的研究包括心理健康服务、移民健康和全球健康。其所从事的具体项目探讨了极端和异常环境中个人受自然灾害和人为灾害影响时的心理健康需求；精神疾病和服务使用的文化解释模型；学术—社区研究—实践伙伴关系评估；以及为儿童、青少年和服务不足人群提供精神健康服务的循证实践。他曾以学术成就获得国家科学基金会和美国海军南极服务奖章，同时他曾担任南极科学研究委员会生命科学常务副主任；国家太空生物医学研究所外部咨询委员会主席；NRC、NAS 和 IOM 委员会成员。Palinkas 博士还是美国人类学协会和应用人类学协会的当选研究员。

Carol E.H.Scott-Conner（M.D.，Ph.D.，M.B.A.）是爱荷华大学外科教授。Scott-Conner 博士在麻省理工学院接受了电气工程的本科培训，并在纽约大学医学院（NYU）就读之前担任工程师。她从纽约大学获得了医学博士学位，在该阶段她主攻外科住院治疗。离开纽约大学后，她担任马歇尔大学的教员，然后搬到了密西西比大学。在此期间，她在肯塔基大学获得了解剖学博士学位，并在 1995 年获得了工商管理硕士学位，成为爱荷华大学的教授和外科主任。Scott Conner 博士活跃于 22 个编辑委员会，并撰写了 200 多篇原创论文、摘要、评论和书籍章节。她获得了美国国家医学检验委员会和美国外科委员会的认证，并拥有外科重症监护附加资格证书。Scott-Conner 博士曾在若干 IOM 的委员会任职，并担任 IOM 航空航天医学和极端环境医学常务委员会主席。

Michael A.Silverstein（M.D.，M.P.H.）在指导华盛顿州 OSHA 近10 年后辞去了华盛顿州劳动和工业部工业安全与健康助理总监的职务。Silverstein 博士目前是华盛顿大学公共健康学院环境和职业健康教授。Silverstein 博士还担任华盛顿州健康部的官员和流行病学家，并已在华盛顿特区担任 OSHA 政策主管 2 年。在此之前的 15 年里，他是底特律汽车工人联合会的职业健康与安全助理总监。Silverstein 博士在密歇根州和加利福尼亚州从事家庭和职业健康医学。他拥有哈佛大学、斯坦福医学院和密歇根大学的公共健康学位。他还获得了职业医学专家资格证书。Silverstein 博士是多个专业协会的成员，包括美国公共健康协会（担任职业安全与健康部主席）和美国职业与环境医学院（作为道德委员会的成员）。他在担任国家职业安全与健康咨询委员会主席 2 年期间撰写了许多科学研究和政策文章，包括最近出版的有关监管流程、老龄化劳动力、职业安全与健康管理未来及石棉癌症风险评估的著作。Silverstein 博士曾在多个 IOM 小组任职，包括航空航天医学和极端环境医学委员会、NASA 人类健康风险研究委员会、NASA 航天飞行标准审查委员会、NASA 审查委员会、NIOSH 听力损失研究计划、老年工人健康与安全需求委员会、童工健康与安全影响委员会和海上风电场工人安全运输研究委员会。

Ronald E.Turner（Ph.D.）是分析服务公司的杰出分析师。他在太空物理学、生命科学系统和太空政策方面有超过 25 年的经验。他是 NASA 创新先进概念项目的高级科学顾问，同时也是国际公认的辐射风险管理专家，尤其是在应对太阳风暴方面，他经常被邀请发表演讲，阐述辐射风险管理策略。他以小组成员和审查员的身份参与了几项 NRC 辐射风险管理研究任务，包括太空辐射风险和太空探索的愿景，在太空探索的新时代更好地管理太空辐射风险，癌症风险科学分析的 NASA 模型，NASA 太空技术路线图和优先事项，人类健康和探索系统。他是国家空间生物医学研究所急性辐射研究中心的顾问委员会成员。他领导 NASA 总工程师办公室的研究以理解 NASA 对太空天气支持的要求。他是国际航天学会的成员，也属于美国地球物理联盟和美国航空航天学会。他拥有俄亥俄州立大学粒子物理学博士学位，佛罗里达大学理学硕士和理学学士学位。

R.Leonard Vance（Ph.D.，J.D.）是弗吉尼亚联邦大学环境研究中心的副教授，他的研究点包括工人环境和职业污染物的接触监测、化学品的法律和法规、工业环境卫生、石棉、铅及有毒物质的工程控制。1982—1986 年，Vance 博士担任 OSHA 健康标准主管。1976—1982 年，他担任弗吉尼亚州助理司法部部长。Vance 博士在弗吉尼亚大学获得了无机化学博士学位，在里士满大学获得了法律学位。他是一名持有执照的专业工程师，在工业卫生、安全和危险品管理方面已获得委员会认可。

Gregory R.Wagner（M.D.）是 NIOSH 主任的高级顾问，同时他也是哈佛公共卫生学院环境卫生方面的副教授。他在担任煤矿安全与健康部的助理秘书后于最近回到了 NIOSH。在 NIOSH 期间，Wagner 博士担任呼吸疾病研究部副主任，并领导制定了一个公共研究优先权的设定过程，从而促成了指导美国职业研究的议程。他曾在美国职业与环境医学院的道德委员会任职，重新编写了道德规范，主持过美国胸部研究学会的道德委员会，并帮助制定了职业与环境协会的原始道德规范。他曾在西弗吉尼亚州农村地区的美国公共卫生服务团担任医疗官员。Wagner 博士毕业于哈佛大学和阿尔伯特·爱因斯坦医学院，在国内公共卫生/职业医学领域都有教学和实践经验，并且在这两个领域获得的成果也均已被委员会认可。